Nachbehandlungsfibel Orthopädie und Unfallchirurgie

Klaus Bläsius
Christian Hoeckle
Issam Karkour
Markus Guinard

2., überarbeitete und erweiterte Auflage

Georg Thieme Verlag
Stuttgart · New York

Bibliografische Information der Deutschen Nationalbibliothek

Die Deutsche Nationalbibliothek verzeichnet diese Publikation in der Deutschen Nationalbibliografie; detaillierte bibliografische Daten sind im Internet über http://dnb.d-nb.de abrufbar.

1. Auflage 1992, Nachbehandlungsfibel Orthopädie

Aktuelle Informationen finden Sie unter www.thieme.de/detailseiten/ 9783137750024.html

© 1992, 2008 Georg Thieme Verlag KG
Rüdigerstraße 14
70469 Stuttgart
Deutschland
Telefon: +49/(0)711/8931-0
Unsere Homepage: www.thieme.de

Printed in Germany

Umschlaggestaltung:
Thieme Verlagsgruppe
Umschlagfoto: aus Bischoff H-P, Heisel J, Locher H. Praxis der konservativen Orthopädie. Stuttgart: Thieme; 2007:152.
Satz: Hagedorn Kommunikation GmbH Viernheim
gesetzt aus 3B2
Druck: Westermann Druck Zwickau GmbH, Zwickau

ISBN 978-3-13-775002-4   1 2 3 4 5 6

Wichtiger Hinweis: Wie jede Wissenschaft ist die Medizin ständigen Entwicklungen unterworfen. Forschung und klinische Erfahrung erweitern unsere Erkenntnisse, insbesondere was Behandlung und medikamentöse Therapie anbelangt. Soweit in diesem Werk eine Dosierung oder eine Applikation erwähnt wird, darf der Leser zwar darauf vertrauen, dass Autoren, Herausgeber und Verlag große Sorgfalt darauf verwandt haben, dass diese Angabe **dem Wissensstand bei Fertigstellung des Werkes** entspricht.

Für Angaben über Dosierungsanweisungen und Applikationsformen kann vom Verlag jedoch keine Gewähr übernommen werden. **Jeder Benutzer ist angehalten**, durch sorgfältige Prüfung der Beipackzettel der verwendeten Präparate und gegebenenfalls nach Konsultation eines Spezialisten festzustellen, ob die dort gegebene Empfehlung für Dosierungen oder die Beachtung von Kontraindikationen gegenüber der Angabe in diesem Buch abweicht. Eine solche Prüfung ist besonders wichtig bei selten verwendeten Präparaten oder solchen, die neu auf den Markt gebracht worden sind. **Jede Dosierung oder Applikation erfolgt auf eigene Gefahr des Benutzers.** Autoren und Verlag appellieren an jeden Benutzer, ihm etwa auffallende Ungenauigkeiten dem Verlag mitzuteilen.

Geschützte Warennamen (Warenzeichen) werden **nicht** besonders kenntlich gemacht. Aus dem Fehlen eines solchen Hinweises kann also nicht geschlossen werden, dass es sich um einen freien Warennamen handelt.

Das Werk, einschließlich aller seiner Teile, ist urheberrechtlich geschützt. Jede Verwertung außerhalb der engen Grenzen des Urheberrechtsgesetzes ist ohne Zustimmung des Verlages unzulässig und strafbar. Das gilt insbesondere für Vervielfältigungen, Übersetzungen, Mikroverfilmungen und die Einspeicherung und Verarbeitung in elektronischen Systemen.

Vorwort

Grundlage für die vorliegende Nachbehandlungsfibel für Orthopädie und Unfallchirurgie ist die Nachbehandlungsfibel Orthopädie von K. Bläsius und H. P. Kaps aus dem Jahre 1992, die ebenfalls im Thieme Verlag erschienen ist.
Bereits damals war im Vorwort darauf hingewiesen worden, dass im Rahmen der weiteren therapeutischen Entwicklungen dieses Büchlein immer wieder aktualisiert werden muss.
Durch die Zusammenlegung der Fächer Orthopädie und Unfallchirurgie ist eine Erweiterung vonnöten. Auch die Abrechnungsumstellung auf das DRG-System hat viele Änderungen nach sich gezogen. Es besteht infolgedessen neuer Bedarf an Informationen über die wichtigsten Maßnahmen im Rahmen der Nachbehandlung orthopädischer und unfallchirurgischer Eingriffe.
Das Buch soll die Lücke schließen zwischen OP und Reha, Klinik und Praxis, Operateur und weiterbehandelndem (meist niedergelassenem) Kollegen.
Diese Fibel richtet sich demnach an Orthopäden und Unfallchirurgen, aber auch an Hausärzte, Allgemeinmediziner, Chirurgen, Neurologen und Kinderärzte – also an alle ärztlichen Disziplinen, die mit der Behandlung nach orthopädisch-unfallchirurgischen Eingriffen konfrontiert werden. Sie soll ein Leitfaden und Nachschlagewerk sein. Hier kann sich der Arzt rasch über wichtige Maßnahmen des postoperativen Behandlungsverlaufs orientieren.
Dies ist insbesondere dann von Bedeutung, wenn die Vorstellungen des Operateurs im Arztbrief nicht ausreichend konkretisiert worden sind. Sind diese aber exakt beschrieben, so ist ihnen unbedingt vorrangig Folge zu leisten. Denn nur der Operateur

kennt den Operationssitus und nicht jeder Patient und nicht jede operative Maßnahme sind in ein einheitliches Nachbehandlungsschema einzuordnen.

Das Buch bietet Rahmenrichtlinien, die vom Behandler selbst durch konkrete Maßnahmen der Physiotherapie ausgestaltet werden können. Es ist also kein Lehrbuch der Physiotherapie oder Ergotherapie. Auch diesmal ist die Nachbehandlungsfibel von ihrer Größe her so konzipiert, dass sie in der Kitteltasche mitgetragen werden kann und zur Orientierung am Krankenbett dient. Die Angaben über die therapeutischen Möglichkeiten basierten ursprünglich auf den Erfahrungen der Orthopädischen Universitätsklinik Heidelberg. Sie wurden aktualisiert und ergänzt um wichtige Neuentwicklungen sowie unfallchirurgische Eingriffe aus dem Erfahrungsschatz der Klinik für Orthopädie und Unfallchirurgie im Bethlehem-Krankenhaus Stolberg.

Sie umfasst die postoperative Therapie gängiger, aber auch einiger spezieller und damit seltener Eingriffe. Es handelt sich um eine repräsentative Zusammenstellung ohne Anspruch auf Vollständigkeit. In einigen Bereichen werden alternative Vorgehensweisen angeboten. Der eine Behandler bevorzugt nämlich eher die frühfunktionelle Behandlung, der andere die primäre Ruhigstellung. Die vorgeschlagenen Behandlungsmaßnahmen sind nach den Kriterien der größtmöglichen Sicherheit für den Patienten ausgewählt.

Die Veröffentlichung des Textes wurde durch den Einsatz von Frau Antje-Karen Richter möglich. Frau Nicole Karbe sind wir für die redaktionelle Betreuung zum Dank verpflichtet.

Wir hoffen, dass der Brückenschlag zwischen Klinik und Praxis mittels dieser Fibel gelingt und Missverständnissen hinsichtlich der Behandlung orthopädisch-unfallchirurgischer Eingriffe vorbeugen hilft.

Stolberg bei Aachen, im März 2008

K. Bläsius
I. Karkour

Anschriften

Bläsius, Klaus, Prof. Dr. med.
Bethlehem-Krankenhaus
Abt. Orthopädie
Steinfeldstraße 5
52222 Stolberg bei Aachen

Hoeckle, Christian, Dr. med.
Ev. Bathildiskrankenhaus Bad Pyrmont gGmbH
Abt. Orthopädie und Unfallchirurgie, Wirbelsäulenchirurgie
Maulbeerallee 4
31812 Bad Pyrmont

Karkour, Issam, Dr. med. (BG)
Bethlehem-Krankenhaus
Abt. Chirurgie
Steinfeldstraße 5
52222 Stolberg bei Aachen

Guinard, Markus, Dr. med.
Bethlehem-Krankenhaus
Abt. Orthopädie
Steinfeldstraße 5
52222 Stolberg bei Aachen

Abkürzungsverzeichnis

Abd.	Abduktion
ACT	autologe Chondrozytentransplantation
Ante.	Anteversion
AVN Rod	Avascular-Necrosis-Intervention-Rod
BBF-Gips	Becken-Bein-Fuß-Gips
BSG	Blutkörperchensenkungsgeschwindigkeit
BWS	Brustwirbelsäule
CPM(-Schiene)	continuous passive motion
DHS	dynamische Hüftschraube
DVO	Derotations-Varisations-Osteotomie
ICP	infantile Zerebralparese
Iro.	Innenrotation
LWS	Lendenwirbelsäule
MRT	Magnetresonanztomographie
n. B.	nach Behandlung
OATS-Plastik	osteochondrale autologe Transplantation
PDS-Kordel	Polydioxanon-Kordel
PFN	proximaler Femurnagel
ROM	Range of Motion
TEP	totale Endoprothese
UAG	Unterarmgehstützen
VW	Verbandswechsel

Inhaltsverzeichnis

Rumpf   1

Skalenussyndrom: Plexusirritation durch Halsrippe 2
Verletzung des Plexus brachialis 3
Angeborener Schulterblatthochstand 4
Trichterbrust 5
Skoliose/Wirbelsäulendeformität 6
Skoliose bei Myelomeningozele 8
Lumbale Kyphose bei Myelomeningozele 9
Diskusprolaps, instabile Fraktur der Halswirbelsäule 10
Wirbelfrakturen BWS/LWS........................... 11
Bandscheibenvorfall................................ 12
Spondylolisthese L4/5 und L5/S1 13
Postnukleotomiesyndrom 14
Osteoporotische Wirbelkörpersinterungsfraktur 15
Muskulärer Schiefhals 16
Repositionshindernis bei „dezentrierter" Hüfte 17

Obere Extremitäten   19

Klavikulafraktur.................................... 20
Luxation Sternoklavikulargelenk 21
Schultereckgelenkssprengung 22
Schultergelenksteife................................ 23
Habituelle Schulterluxation 24
Oberarmkopffraktur................................ 25

Omarthrose	26
Plexusparese	27
Impingementsyndrom Neer II, Bursitis bei chronischer Tendinosis calcarea	28
Rotatorenmanschettenruptur, Impingementsyndrom Neer III	29
Diaphysäre Oberarmschaftfraktur	30
Distale Oberarmfraktur	31
Ruptur der langen Bizepssehne	32
Ruptur der distalen Bizepssehne	33
Corpus liberum im Ellenbogengelenk	34
Kontraktur des Ellenbogengelenks	35
Olekranonfraktur	36
Cubitus valgus oder Cubitus varus	37
Epicondylitis humeri	38
Irritation des N. ulnaris	39
Radiusköpfchenfraktur	40
Radiusköpfchentrümmerfraktur	41
Supinationskontraktur Unterarm nach Erb-/Klumpke-Plexuslähmung	42
Unterarmschaftfraktur	43
Radius- oder Ulnapseudarthrose	44
Distale Radiusfraktur	45
Madelung-Deformität oder in Fehlstellung verheilte Radiusbasisfraktur	46
Handgelenksarthrose	47
Synovialitis (rheumatoide Arthritis)	48
Arthrose oder rheumatische Arthritis des Handgelenks	49
Distale Medianusirritation (Karpaltunnelsyndrom)	50
Kahnbeinpseudarthrose	51
Lunatummalazie	52
Rhizarthrose	53
Kahnbeinfraktur	54
Zerreißung des ulnaren Bandapparates am Daumengrundgelenk („Skidaumen")	55
Fingergelenksarthrosen	56
Ruptur der Fingerstrecksehne	57

Veralteter Strecksehnenabriss	58
Frische Beugesehnenverletzung	59
Veraltete Beugesehnenverletzung	60
Dupuytren-Kontraktur	61
Schnellender Finger	62
Rheumatische Arthritis der Fingergelenke	63
Syndaktilie	64
Abriss des Epicondylus humeri ulnaris bei Kindern	65

Untere Extremitäten 67

Hüftdysplasie bei Jugendlichen und Erwachsenen	68
Synovialitischer Reizzustand der Hüfte	69
Traumatische Hüftgelenksverrenkung	70
Traumatische Hüftgelenksverrenkung mit Azetabulumfraktur	71
Koxarthrose	72
Koxarthrose, Hüftkopfnekrose	73
Koxarthrose, spezifische und unspezifische Koxitis	74
Koxarthrose, Hüftgelenksdysplasie, proximale Femurfraktur	75
Aseptische TEP-Lockerung	76
Septische TEP-Lockerung	77
TEP-Lockerung	78
Hüftkopfnekrose	79
Epiphyseolysis capitis femoris acuta oder lenta bis 30°	80
Epiphyseolysis capitis femoris lenta ab 30°	81
Mediale Schenkelhalsfraktur	82
Pertrochantäre Oberschenkelfraktur	83
Subtrochantäre Oberschenkelfraktur	84
Trochanterhochstand	85
Schnellende Hüfte	86
Oberschenkelverkürzung	87
Femurschaftfraktur	88
Mehrfragmentoberschenkelfraktur	89

ICP-Adduktionskontraktur	90
ICP-Hüftbeugekontraktur	91
Meniskusläsion	92
Basisständiger Innen- oder Außenmeniskusriss (Restbasis < 3 mm)	93
Ruptur des vorderen Kreuzbandes	94
Frische Unhappy Triad (Innenband-, Kreuzband-, Meniskusverletzung)	95
Quadrizepssehnenruptur	96
Kniebeugesehnenverkürzung	97
Patellalateralisation, Patellasubluxation, Patellaluxation	98
Rezidivierende habituelle Patellaluxation	99
Chondromalacia patellae Grad II–III	100
Retropatellararthrose	101
Patellafraktur	102
Patellatrümmerfraktur, Retropatellararthrose	103
Gonarthrose	104
Mediale, laterale Gonarthrose	105
Pangonarthrose	106
Pangonarthrose, rheumatoide Arthritis, Knie-TEP Ausbau	107
Osteochondrosis dissecans Stadium III	108
Osteochondrosis dissecans Stadium IV	109
Isolierter Knorpelschaden Kniegelenk	110
Knorpelschaden Kniegelenk	111
Baker-Zyste	112
Rezidivierende Synovialitis des Kniegelenks im Frühstadium	113
Rheumatoide oder bakterielle Gonarthritis	114
Tibiakopffraktur	115
Unterschenkelfraktur	116
Achsenfehlstellung im Unterschenkel	117
Unterschenkeldrehfehlstellung	118
Unterschenkelverkürzung	119
Terminal osseous overgrowth nach Oberschenkel- oder Unterschenkelamputation beim Jugendlichen	120
Unterschenkelpseudarthrose	121
Außenknöchelfraktur Typ Weber A	122

Außenknöchelfraktur Typ Weber B ohne Dislokation 123
Außenknöchelfraktur Typ Weber B mit Dislokation
sowie Typ Weber C 124
Arthrose oberes Sprunggelenk 125
Achillessehnenruptur 126
Knick-Senkfuß, Klumpfuß (nach Abschluss
des Wachstums) 127
Hallux valgus 128
Rheumavorfuß mit Hallux valgus
und kontrakter Luxation der Zehengrundgelenke 130
Hallux flexus 131
Krallenzehe mit kontrakter Hyperextension
im Zehengrundgelenk 132
Hammerzehe, Krallenzehe 133
Hüftdysplasie bei Kindern 134
Kindliche Hüftgelenksluxation 135
Hüftdysplasie beim Kind (bis 4 Jahre) 136
Morbus Perthes bei Kindern 137
Femurschaftfraktur bei Kindern bis 2. Lebensjahr 138
Femurschaftfraktur bei gehfähigen Kindern 139
Femurfehlstellung beim Kind 140
Spitzfuß, Klumpfuß (Säuglinge und Kleinkinder) 141
Knick-Plattfuß (Kleinkindes-/Kindesalter) 142

Sachverzeichnis **143**

Rumpf

Skalenussyndrom: Plexusirritation durch Halsrippe

ICD-10   G54.0

Halsrippenresektion bzw. Skalenotomie

Stationär

postoperativ:	Schanz-Watteverband
2 Tage p. o.:	bei Vorliegen radikulärer Symptomatik Physiotherapie und Elektrotherapie
12 Tage p. o.:	Abnahme des Schanz-Verbandes, Fädenentfernung, Entlassung

Ambulant

6 Wo. p. o.:	Doppleruntersuchung; bei Bewegungseinschränkung der Halswirbelsäule: Physiotherapie und physikalische Therapie

Verletzung des Plexus brachialis

ICD-10 S14.3

Revision des Plexus brachialis
Stationär
postoperativ:	im Falle der Neurolyse: Schanz-Watteverband; Abduktionsschiene in 60° Abd., 30° Ante., 30° Iro.; bei der Nervennaht supraklavikulär Diadem-Rumpf-Arm-Gips mit Seitneigung des Kopfes zur operierten und Rotation des Kopfes zur gesunden Seite; bei infraklavikulärer Nervennaht: Rumpf-Arm-Gips
1 Tag p. o.:	Übungsbehandlung der nicht ruhiggestellten Finger unter Anleitung des Physiotherapeuten
2 Tage p. o.:	bei normalem Verlauf Wundinspektion (Gipsfenster); Elektrotherapie durch Gipsfenster
12 Tage p. o.:	Fädenentfernung (Gipsfenster)

Ambulant
4 Wo. p. o.:	Gipsentfernung; geführte physiotherapeutische Übungsbehandlung der ruhiggestellten Gelenke; aktives Funktionstraining der erhaltenen Muskulatur; Innervationsschulung; bei Bettruhe: Lagerung des Armes in einer Gipsschale; beim Aufstehen: Thoraxabduktionsschiene, ggf. unter stationären Bedingungen; Beschäftigungstherapie
6 Wo. p. o.:	neurologische Kontrolluntersuchung
12 Wo. p. o.:	Verlaufskontrolle

Angeborener Schulterblatthochstand

ICD-10 Q68.8

Schulterblattverlagerung nach Woodward
Originalmethode

Stationär
postoperativ: Desault-Verband
2 Tage p. o.: Verbandswechsel
1 Wo. p. o.: stundenweise Freigabe zu selbsttätigen Bewegungen innerhalb der Schmerzgrenze; Entlassung

Ambulant
12 Tage p. o.: Fädenentfernung

Stationär
3 Wo. p. o.: geführte physiotherapeutische Abduktionsübungen des Schultergelenks über 90° hinaus (auch passiv)
5 Wo. p. o.: Entlassung; Verordnung aktiver Abduktionsübungen unter physiotherapeutischer Aufsicht

Ambulant
10 Wo. p. o.: Verlaufskontrolle

Bei zusätzlicher temporärer Fixation der Skapula gegen Brustwirbeldornfortsatz (Spitzy)

Stationär
postoperativ: Thoraxabduktionsgips (60° Abd., 30° Ante., 30° Iro.)
1 Wo. p. o.: Entlassung

Ambulant
3 Wo. p. o.: Armteil schalen, passive Bewegungen aus der Schale heraus; Fäden entfernen
4 Wo. p. o.: Gipsabnahme, vorübergehend Briefträgerkissen
5 Wo. p. o.: Entlassung; Verordnung aktiver Abduktionsübungen unter physiotherapeutischer Aufsicht

Ambulant
10 Wo. p. o.: Verlaufskontrolle

Trichterbrust

ICD-10   Q67.8

Korrektur mit implantiertem Metallstab

Stationär

präoperativ:	Atemgymnastik erlernen, Lungenfunktionsprüfung
postoperativ:	Thoraxröntgenkontrolle: bei Hämatopneumothorax absaugen; am OP-Tag Fortsetzen der eingeübten Atemgymnastik 2-stündlich
1 Tag p. o.:	stündlich eigentätige Atemgymnastik mit Giebl-Rohr, 2-mal tgl. physiotherapeutische Überwachung; nach jeder Behandlung Lage und Funktion der Saugdrainage kontrollieren
2 Tage p. o.:	Wundkontrolle
3 Tage p. o.:	Entfernen der substernalen Saugdrainage durch Operateur
5 Tage p. o.:	Aufstehen mit elastischem Mieder oder gewickeltem Abdomen; weiter physiotherapeutisch überwachte Atemgymnastik
14 Tage p. o.:	Verbandswechsel, Fädenentfernung, bei stabiler Kreislauf- und Lungenfunktion Entlassung

Ambulant

3 Wo. p. o.:	Röntgenkontrolle, Thorax a.-p. seitlich (mit Markierung des Sternums); Verordnung von Atemgymnastik 2-mal/Woche für mindestens 6 Monate; elastisches Mieder für mindestens 6 Monate
8 Wo. p. o.:	klinische Kontrolle und Röntgen
14 Wo. p. o.:	klinische Kontrolle und Röntgen
8 Mon. p. o.:	abschließende Verlaufskontrolle und Röntgen sowie Lungenfunktionsprüfung

Skoliose/Wirbelsäulendeformität

ICD-10 Q67.5

Haloextension

Stationär postoperativ: Röntgenkontrolle Schrauben tangential

1. Stationsarzt, *nie* durch Patienten; maximales Extensionsgewicht: halbes Körpergewicht (Flaschenzugwirkung beachten!); Gewichtssteigerung *muss* abgesetzt werden, wenn:
   a. Paresen und Sensibilitätsstörungen,
   b. Schmerzen im Nackenbereich,
   c. Kopfschmerzen
   auftreten; in jedem Fall sofort Operateur informieren!
2. Röntgen: Schädelschrauben tangential
3. Extensionsgewicht 2-mal/Wo. um je 2–3 kg steigern
4. Schrauben 1-mal/Wo. mit Drehmomentschraubenzieher (max. 4 kp anziehen – Arzt)
5. Sitzgröße 1-mal/Wo. messen (Physiotherapie)
6. 2-mal tgl. Haut und Schrauben säubern und desinfizieren:
   normal: Kodantinktur oder Dibromolspray;
   bei Krustenbildung: abtragen, feucht behandeln (Betaisodona flüssig oder Savlon)
7. 1-mal/Wo. Haare waschen mit medizinischem Shampoo
8. Extensionsdauer: Haloextension wird beendet, wenn die Sitzgröße nicht mehr zunimmt

Ventrale Derotationsspondylodese nach Zielke

Stationär

postoperativ:	Lagerung auf Stryker, Thoraxdrainage
1 Tag p. o.:	tägliche Kontrolle Thoraxdrainage
2 Tage p. o.:	Wundkontrolle, Verbandswechsel
1 Wo. p. o.:	Rumpfgips, Mobilisation des Patienten
2 Wo. p. o.:	Gipswechsel mit Fädenentfernung, Entlassung des Patienten

Ambulant

4 Mon. p. o.:	Gipswechsel
8 Mon. p. o.:	Röntgenkontrolle, Abschluss der Therapie

CD-Spondylodese/Spine fix

Stationär

postoperativ:	bei voller Belastungsfähigkeit gipsfreie Nachbehandlung; Lagerung in allen Positionen möglich
2 Tage p. o.:	Verbandswechsel, Wundkontrolle
7 Tage p. o.:	Mobilisation unter physiotherapeutischer Anleitung
12 Tage p. o.:	Fädenentfernung, Entlassung des Patienten

Ambulant

6 Wo. p. o.:	ambulante Kontrolle klinisch
3 Mon. p. o.:	klinische und röntgenologische Kontrolle
1 Jahr p. o.:	klinische und röntgenologische abschließende Kontrolle

Skoliose bei Myelomeningozele

ICD-10 M41.99

Ventrale Diskektomie zur Vorbereitung der dorsalen Spondylodese

Stationär

postoperativ:	Lagerung im Stryker-Bett, Fixation des Halos kranial, Traktion an beiden Beinen mit jeweils 3 kg bei normalgewichtigen Patienten
14 Tage p. o.:	Zweiteingriff von dorsal

Lumbale Kyphose bei Myelomeningozele

ICD-10   M41.99

Kolumnotomie
Stationär
postoperativ:	Anlage eines Rumpfgipses mit Schultergürtel unter Einschluss beider Oberschenkel
2 Tage p. o.:	Wundkontrolle
12 Tage p. o.:	Fädenentfernung, Entlassung

Ambulant
6 Wo. p. o.:	klinische und röntgenologische Kontrolle
3 Mon. p. o.:	Gipsentfernung, klinische und röntgenologische Kontrolle, Weiterbehandlung abhängig von diesen Befunden

Diskusprolaps, instabile Fraktur der Halswirbelsäule

ICD-10 S12.9

Ventrale Spondylodese mit Beckenkammspan mit oder ohne Caspar-Platte, Cage

Stationär

postoperativ:	Ruhigstellung mit Schanz-Krawatte
2 Tage p. o.	Entfernung der Redon-Drainage (Beckenkamm), Verbandswechsel
5 Tage p. o.:	Mobilisierung des Patienten mit Schanz-Krawatte
12 Tage p. o.:	Verbandswechsel, Fädenentfernung, Entlassung

Ambulant

6 Wo. p. o.:	klinische und röntgenologische Kontrolle
12 Wo. p. o.:	klinische und röntgenologische Kontrolle, Abschulung von der Schanz-Krawatte
6 Mon. p. o.:	abschließende Verlaufskontrolle, klinisch und röntgenologisch

Wirbelfrakturen BWS/LWS

ICD-10 S22.0/S32.00

Dorsolaterale Spondylodese mit Fixateur interne (evtl. mit Spongiosaauffüllung der Fraktur), Titancage

Stationär

postoperativ:	Lagerung in normalem Bett mit harter Unterlage; bei Querschnittlähmung Stryker-Bett oder regelmäßiges Heben des Patienten
2 Tage p. o.:	Verbandswechsel; Ziehen der Redon-Drainage (Beckenkamm); allgemeine Stoffwechselgymnastik
7 Tage p. o.:	Beginn mit Physiotherapie an Rumpfmuskulatur
12 Tage p. o.:	Fädenentfernung, Mobilisierung mit gewickeltem Abdomen oder elastischem Mieder; Röntgenkontrolle, Entlassung nach Hause, Fortführung der physiotherapeutischen Behandlung ambulant

Ambulant

8 Wo. p. o.:	klinische Kontrolle
12 Wo. p. o.:	klinische Kontrolle und Röntgen
6 Mon. p. o.:	abschließende Verlaufskontrolle klinisch und röntgenologisch, Abschulung vom halbelastischen Mieder

Bandscheibenvorfall

ICD-10   M51.2

Nukleotomie

Stationär
Rückenlagerung 24 Stunden

1 Tag p. o.:	Isometrie, ggf. Mobilisation nach abgeklungener Ischialgie, ggf. Redon-Drainagenentfernung,
2 Tage p. o.:	VW, Redon-Drainagenentfernung, Lumbotrain, Physiotherapie

Ambulant

14 Tage p. o.:	Verbandswechsel, Wundkontrolle, Fädenentfernung
6 Wo. p. o.:	evtl. Beginn mit Rehamaßnahme

Spondylolisthese L4/5 und L5/S1

ICD-10 M43.19/Q76.21

Dorsolaterale Spondylodese mit Fixateur interne bzw. Louis-Platte o.ä.

Stationär

postoperativ:	Lagerung in normalem Bett
2 Tage p. o.:	Ziehen der Redon-Drainage (Beckenkamm), Verbandswechsel, allgemeine Stoffwechselgymnastik
7 Tage p. o.:	Beginn mit Physiotherapie an Rumpfmuskulatur
12 Tage p. o.:	Ziehen der Hautfäden, Mobilisierung mit Kunststoffkorsett; Röntgenkontrolle, Entlassung nach Hause

Ambulant

6 Wo. p. o.:	klinische Kontrolle
12 Wo. p. o.:	Abnahme Kunststoffkorsett, Anpassen eines halbelastischen Mieders, Röntgenkontrolle
6 Mon. p. o.:	abschließende Verlaufskontrolle, röntgenologisch und klinisch, Abschulung vom halbelastischen Mieder

Postnukleotomiesyndrom

ICD-10 M96.6

Spondylodese (Dynesis)

Stationär
postoperativ: Rückenlagerung 24 h
1 Tag p. o.: Isometrie, ggf. Mobilisation, Lumbotrain
2 Tage p. o.: Physiotherapie, Mobilisation, Redon-Drainagenentfernung

Ambulant
14 Tage p. o.: Verbandswechsel, Wundkontrolle, Fädenentfernung
6 Wo. p. o.: evtl. Beginn mit Rehamaßnahme

Osteoporotische Wirbelkörpersinterungsfraktur

ICD-10   S22.00

Perkutane Kyphoplastie

Stationär
postoperativ: 24 h Bettruhe
1 Tag p. o.:   Mobilisation, Physiotherapie, Röntgenkontrolle

Ambulant
14 Tage p. o.:   Wundkontrolle, Fädenentfernung

Muskulärer Schiefhals

ICD-10 Q68.0

Offene obere, und geschlossene oder offene untere Tenotomie des M. sternocleidomastoideus

postoperativ:	zunächst Schanz-Watteverband bei Kleinkindern, nach 2 Tagen Diademgipsverband
7 Tage p. o.:	Gipswechsel, Verbandswechsel, Entlassung

Ambulant

12 Tage p. o.:	Verbandswechsel, Fädenentfernung

Stationär

6 Wo. p. o.:	ggfs. Gipsentfernung, physiotherapeutische Nachbehandlung
7–8 Wo. p. o.:	Entlassung

Ambulant

12 Wo. p. o.:	Verlaufskontrolle

Repositionshindernis bei „dezentrierter" Hüfte

ICD-10   Q65.8

Operation nach Ludloff

Stationär
postoperativ: Lorenzgips
2 Tage p. o.: Gipsfensterung, Wundkontrolle, Entlassung

Ambulant
14 Tage p. o.: Gipswechsel in Narkose, Wundkontrolle, Fädenentfernung
alle 14 Tage: ambulanter Gipswechsel in Narkose mit klinischer Stabilitätskontrolle und Arthrographie zur Kontrolle der Reposition
6 Wo. p. o.: kurzer Trichtergips nach Dörr
12 Wo. p. o.: Gipsabnahme und Anlage Pavlik-Bandage
12. Lebensmonat: Röntgenkontrolle

Obere Extremitäten

Klavikulafraktur

ICD-10 S42.0-7

Typ A und B: Intramedulläre Osteosynthese; Typ C (Trümmerfraktur): Plattenosteosynthese

Stationär

postoperativ:	Gilchrist-Verband für 1 Woche, Analgesie, Kryotherapie
1 Tag p. o.:	Mobilisation des Patienten, Analgesie
2 Tage p. o.:	Entfernung der Redon-Drainage bei Plattenosteosynthese
ab 3. Tag p. o.:	schmerzadaptierte aktive und passive Bewegungsübungen in der Schulter

Ambulant

8 Tage p. o.:	Entfernung der Fäden sportliche Aktivitäten und Arbeiten über Kopf erst nach knöcherner Konsolidierung bzw. knöchernem Durchbau

Luxation Sternoklavikulargelenk

ICD-10 S43.2

Offene Reposition, Bandnaht, Cerclage mit PDS-Kordel der Stärke 2 mm zwischen Sternum und der medialen Klavikula

Stationär
postoperativ:	Gilchrist-Verband, Analgesie, Kryotherapie; Antiphlogistika
2 Tage p. o.:	Verbandswechsel, Redon-Drainagenentfernung, kleine Bewegungen der ipsilateralen Schulter im Gilchrist, der insgesamt 6 Wochen belassen wird

Ambulant
10 Tage p. o.:	Entfernung der Fäden
3 Wo. p. o.:	Beginn mit passiver Abduktion und Muskelanspannung im Gilchrist
4 Mon. p. o.:	Beginn mit zunehmender Bewegung und Belastung

Obere Extremitäten

Schultereckgelenkssprengung

ICD-10 S43.1

Stabilisation des Schultereckgelenks (Zuggurtung mit Kirschner-Drähten und Cerclage, Bandnaht, -plastik)

Stationär

postoperativ:	Gilchrist-Verband oder Abduktionsschiene (60° Abd., 30° Ante., 30° Iro.)
1 Tag p. o.:	Mobilisation, Pendelübungen
2 Tage p. o.:	Redon-Drainagenentfernung, Röntgenkontrolle, geführte Physiotherapie, CPM-Schiene

Ambulant

14 Tage p. o.:	Fädenentfernung, Wassergymnastik, Abd. 30–40°
6 Wo. p. o.:	Röntgenkontrolle, Materialentfernung, Abd. 60°
7 Wo. p. o.:	zunehmende Abduktion und Bewegung
10 Wo. p. o.:	Vermeidung von Arbeiten über dem Kopf und schwerem Heben

Schultergelenksteife

ICD-10 M25.61

Narkosemobilisation

Stationär
intraoperativ:	Lagerung in 90° Abd. auf Thoraxabduktionsschiene
1 Tag p. o.:	geführte Physiotherapie, Analgetika, Antiphlogistika, Betonung der Abduktion, CPM-Schiene
2 Tage p. o.:	Beginn mit muskelkräftigenden Übungen, Wasserbehandlung

Ambulant
14 Tage p. o.:	Schiene bei guter Beweglichkeit weglassen; bei schlechtem Befund Weiterbehandlung mit Schiene oder Abduktionskissen
3 Wo. p. o.:	Verlaufskontrolle

Habituelle Schulterluxation

ICD-10   S43.00/M24.31-41

Operation nach Flatow/Bankart-OP, offen

Stationär
postoperativ:	Thorax-Arm-Abduktionsschiene
2 Tage p.o.:	Wundkontrolle, Redon-Drainagenentfernung, Thorax-Arm-Abduktionsgips (60° Abd., 30° Ante., 30° Iro.)

Ambulant
14 Tage p.o.:	Gipsfensterung, Fädenentfernung
3 Wo. p.o.:	Gipsabnahme, Thorax-Arm-Abduktionsschiene, geführte Physiotherapie an Schulter, Ellenbogengelenk und Hand; Vermeidung der Außenrotation und Retroversion
6 Wo. p.o.:	Verlaufskontrolle, Beginn mit vorsichtigen Außenrotations- und Retroversionsübungen des Schultergelenks

Oberarmkopffraktur

ICD-10 S42.21

Plattenosteosynthese

Stationär
postoperativ: Gilchrist-Verband, Kryotherapie, Antiphlogistika, Analgesie
2 Tage p. o.: Drainageentfernung, Beginn mit Physiotherapie, Bewegung im Ellenbogen- und Schultergelenk, Röntgenkontrolle

Ambulant
10 Tage p. o.: Entfernung der Fäden
2 Wo. p. o.: Zunahme der passiven Bewegung sowie der schmerzadaptierten aktiven Übungen
3 Wo. p. o.: aktive Bewegungsübungen mit Physiotherapie
6 Wo. p. o.: Freigabe der Beweglichkeit

Obere Extremitäten

Omarthrose

ICD-10 M19.11-91

Schulter-TEP

Stationär

postoperativ:	Gilchrist- oder Desault-Verband
2 Tage p. o.:	Wundkontrolle, Fädenentfernung, Redon-Drainagenentfernung, Röntgenkontrolle, geführte Physiotherapie, keine aktiven Bewegungsübungen
8 Tage p. o.:	Pendelübungen, passiv geführte Bewegungen in Abduktion, Adduktion und Außenrotation
14 Tage p. o.:	Fädenentfernung, passive Bewegungsübungen in alle Richtungen

Ambulant

4 Wo. p. o.:	aktiv assistierte Bewegungsübungen in Abduktion, Adduktion, Innenrotation, Außenrotation und Elevation
6 Wo. p. o.:	aktive Bewegungsübungen, muskelstabilisierend in alle Bewegungsrichtungen

Plexusparese

ICD-10 G83.9/G54.0

Arthrodese Schultergelenk

Stationär
postoperativ:	Thorax-Arm-Abduktionsgips (60° Abd., 30° Ante., 30° Iro.)
1 Tag p. o.:	Fingerübungen unter Anleitung des Physiotherapeuten, Aufstehen
2 Tage p. o.:	Verbandswechsel, Redon-Drainagenentfernung durch Gipsfenster, Röntgenkontrolle nach Redon-Drainagenentfernung
14 Tage p. o.:	Fädenentfernung, Gipsabnahme und Anlage eines neuen, gleichartigen Gipses

Ambulant
6 Wo. p. o.:	Gipsabnahme, Röntgenkontrolle, Gipsneuanlage
10 Wo. p. o.:	Gipsabnahme, Röntgenkontrolle, Gipsneuanlage
16 Wo. p. o.:	Gipsentfernung, nur bei vollständiger Durchbauung Thorax-Arm-Abduktionsschiene, Physiotherapie, geführte Übungsbehandlungen des Ellenbogens und der Hand
17 Wo. p. o.:	aktive Beübung des Schultergürtels, Wasserbehandlung
22 Wo. p. o.:	Verlaufskontrolle

Obere Extremitäten

Impingementsyndrom Neer II, Bursitis bei chronischer Tendinosis calcarea

ICD-10 M75.4

Arthroskopische Akromioplastik, evtl. Kalkextirpation

Stationär

postoperativ:	Abduktionskissen, 70° Abd., 20° Iro.
1 Tag p. o.:	aktive und passive Physiotherapie
2 Tage p. o.:	Redon-Drainagenentfernung, Röntgenkontrolle
3 Tage p. o.:	Elevationsübungen
4 Tage p. o.:	Entlassung

Ambulant

12 Tage p. o.:	Fädenentfernung, Physiotherapie

Rotatorenmanschettenruptur, Impingementsyndrom Neer III

ICD-10 M75.4

Rotatorenmanschettenrekonstruktion, Neer-Akromioplastik

Stationär

postoperativ:	Lagerung auf Abduktionsschiene in 70° Abd. und 20° Iro.
1 Tag p. o.:	passive Bewegungsübungen in Abduktion und Adduktion
2 Tage p. o.:	Redon-Drainagenentfernung, Röntgenkontrolle, CPM-Schiene
8 Tage p. o.:	Pendelübungen, passive Bewegungsübungen zusätzlich in Außenrotation
14 Tage p. o.:	passive Bewegungsübungen in alle Richtungen, Fädenentfernung

Ambulant

4 Wo. p. o.:	aktiv assistierte Bewegungsübung Ab-/Adduktion, Innen-/Außenrotation und Elevation, Beginn der Reduktion der Abduktion auf der Abduktionsschiene
6 Wo. p. o.:	aktive Bewegungsübungen, muskelstabilisierend in alle Bewegungsrichtungen

Obere Extremitäten

Diaphysäre Oberarmschaftfraktur

ICD-10 S42.3

Plattenosteosynthese, intramedulläre Schienung mit Verriegelungsnagel; bei einer offenen Fraktur, abhängig vom Weichteilschaden, Versorgung durch Fixateur externe

Stationär
postoperativ:	Analgesie, Kryotherapie, Antiphlogistika
2 Tage p. o.:	Entfernung der Drainage, Wundkontrolle, Beginn mit passiver Bewegungsübung und Mobilisation des Schulter- und des Ellenbogengelenks unter physiotherapeutischer Kontrolle, CPM

Ambulant
12 Tage p. o.:	Entfernung der Fäden
3 Wo. p. o.:	Beginn mit aktiven Bewegungsübungen
6 Wo. p. o.:	Röntgenkontrolle, bei Frakturkonsolidierung zunehmende Belastung
8 Wo. p. o.:	Gerätetraining

Distale Oberarmfraktur

ICD-10   S42.3

Schraubenosteosynthese, Plattenosteosynthese oder Kombination von Plattenosteosynthese und beweglichem Fixateur externe

Stationär

postoperativ: Gilchrist-Verband, Analgesie, Antiphlogistika, Kryotherapie
2 Tage p. o.: Drainageentfernung; Immobilisation im Ellenbogengelenk für die 1. Woche

Ambulant

12 Tage p. o.: Entfernung der Fäden
1 Wo. p. o.: schmerzadaptierte passive Bewegungsübung im Ellenbogengelenk
2 Wo. p. o.: Physiotherapie, Spannungs- und Muskelkräftigungsübungen
3 Wo. p. o.: aktive Bewegungsübungen im Ellenbogengelenk unter weiterer Verordnung von Physiotherapie und Bewegungsübungen
6 Wo. p. o.: Röntgenkontrolle, Steigerung der Belastung, Gerätetraining

Ruptur der langen Bizepssehne

ICD-10 M66.32/S46.2

Schlüssellochplastik, transhumerale Fixation

Stationär

postoperativ:	Gilchrist-Verband, lokale Kryotherapie, Analgesie, Antiphlogistika
2 Tage p.o.:	Wundkontrolle, Drainageentfernung

Ambulant

1 Wo. p.o.:	passive und aktive Bewegungsübung schmerzadaptiert
12 Tage p.o.:	Entfernung der Fäden
7 Wo. p.o.:	leichtes Hanteltraining
12 Wo. p.o.:	Vollbelastung

Ruptur der distalen Bizepssehne

ICD-10 M66.32/S46.2

Refixation der distalen Sehne am Tuberculum radii durch verschiedene Verfahren: Schraube mit Unterlegscheibe, Angel, transossäre Fixation

Stationär
postoperativ: Ruhigstellung in 90°-Stellung in einer Oberarmgipsschiene für 2 Wochen
2 Tage p. o.: Wundkontrolle, Entfernung der Redon-Drainage, Röntgenkontrolle

Ambulant
12 Tage p. o.: Entfernung der Fäden
3 Wo. p. o.: physiotherapeutische Übungsbehandlung, Streckung/Beugung 0–60–120°
5 Wo. p. o.: Streckung/Beugung 0–40–120°
6–7 Wo. p. o.: weiter Physiotherapie und Freigabe der Bewegung
12 Wo. p. o.: Vollbelastung

Corpus liberum im Ellenbogengelenk

ICD-10 M24.09/M92.0

Arthrotomie des Ellenbogengelenks

Stationär
postoperativ: Oberarmgipsschale mit 90°-Beugestellung des Ellenbogengelenks und geringer Dorsalextension des Handgelenks
2 Tage p. o.: Wundkontrolle, Verbandswechsel, Redon-Drainagenentfernung, geführte Physiotherapie

Ambulant
14 Tage p. o.: Gipsentfernung, Fädenentfernung, Fortsetzung physiotherapeutischer Übungen
4 Wo. p. o.: Verlaufskontrolle, Überprüfung ROM

Kontraktur des Ellenbogengelenks

ICD-10   M24.52

Arthrolyse des Ellenbogengelenks

Stationär
postoperativ:	dorsale Oberarmgipsschale in extremer Beuge- und extremer Streckstellung; Lagewechsel 4-stündlich; Fingerübungen unter Anleitung der Physiotherapie
2 Tage p.o.:	Verbandswechsel, Wundkontrolle, Redon-Drainagenentfernung
7 Tage p.o.:	geführte Bewegungsübungen, Entlassung bei Sicherstellung der ambulanten physiotherapeutischen Übungsbehandlungen und physikalischen Therapie

Ambulant
14 Tage p.o.:	Fädenentfernung
6 Wo. p.o.:	Verlaufskontrolle

Olekranonfraktur

ICD-10   S52.01

Zuggurtungsosteosynthese bei 2- und 3-Fragmentfraktur, Plattenosteosynthese bei Trümmerfraktur

Stationär

postoperativ:	Ruhigstellung durch Oberarmgipsschiene oder Gilchrist-Verband für insgesamt 1 Woche, Analgesie, Kryotherapie, Antiphlogistika
2 Tage p. o.:	Drainageentfernung, weitere Ruhigstellung und weitere Kryotherapie, Analgesie, Antiphlogistika, Röntgenkontrolle

Ambulant

7 Tage p. o.:	Beginn mit schmerzadaptierten passiven und aktiven Bewegungsübungen aus der Gipsschale oder im Gilchrist-Verband
12 Tage p. o.:	Entfernung der Fäden
2 Wo. p. o.:	weitere zunehmende schmerzadaptierte Bewegungsübungen im Ellenbogengelenk mit Physiotherapie mit Spannungs- und Muskelkräftigungsübungen
6 Wo. p. o.:	Röntgenkontrolle, Gipsentfernung, Freigabe der Bewegung
8 Wo. p. o.:	Verlaufskontrolle

Cubitus valgus oder Cubitus varus

ICD-10 M21.12/M21.02

Korrigierende suprakondyläre Osteotomie, Fixation mit Platte oder Kirschner-Drähten

Stationär

postoperativ:	Thorax-Arm-Abduktionsgips in 90° Ellenbogenbeugung
2 Tage p. o.:	Gipsfenster, Verbandswechsel, Redon-Drainagenentfernung
3 Tage p. o.:	Röntgenkontrolle, Entlassung

Ambulant

14 Tage p. o.:	Gipswechsel, Fädenentfernung
6 Wo. p. o.:	Schalen des Gipses, Röntgenkontrolle; evt. Materialentfernung bei Kirschner-Drähten, geführte physiotherapeutische Bewegungsübungen aus der Schale
8 Wo. p. o.:	eigenständige Bewegungsübungen, Entfernung der Schale
10 Wo. p. o.:	Röntgenkontrolle

Obere Extremitäten

Epicondylitis humeri

ICD-10   M77.8

Operation nach Wilhelm/Hohmann

Stationär
postoperativ: Oberarm-Hand-Gipsschale in 90°-Beugestellung des Ellenbogengelenks; mittlere Rotationsstellung des Unterarmes, leichte Dorsalextension des Handgelenks, Fingereinschluss

Ambulant
2 Tage p. o.: Gipskontrolle, Wundkontrolle, Verbandswechsel, Redon-Drainagenentfernung, aktive Fingerübungen
14 Tage p. o.: Abnahme der Gipsschale, Fädenentfernung, physiotherapeutische Übungen am Ellenbogen- und am Handgelenk

Irritation des N. ulnaris

ICD-10   G56.2

Verlagerung des N. ulnaris in die Ellenbeuge

Stationär
postoperativ: Oberarm-Hand-Gipsschale in 90°-Beugestellung des Ellenbogengelenks; mittlere Rotationsstellung des Unterarmes, leichte Dorsalextension des Handgelenks, Fingereinschluss

Ambulant
2 Tage p. o.: Gipskontrolle, Wundkontrolle, Verbandswechsel, Redon-Drainagenentfernung, aktive Fingerübungen
14 Tage p. o.: Abnahme der Gipsschale, Fädenentfernung, physiotherapeutische Übungen am Ellenbogen- und am Handgelenk

Radiusköpfchenfraktur

ICD-10   S52.11

Schraubenosteosynthese

Stationär

postoperativ:	Ruhigstellung in Gilchrist-Verband oder Oberarmgipsschiene unter Gabe von Analgesie und Antiphlogistika sowie Kryotherapie
2 Tage p. o.:	Wundkontrolle, Verbandswechsel, Entfernung der Redon-Drainage, Röntgenkontrolle

Ambulant

1 Wo. p. o.:	Entfernung der Fixationsverbände; schmerzadaptierte Bewegungsübungen (Streckung, Beugung und Rotationsbewegung)
10 Tag p. o.:	Entfernung der Fäden Verlaufskontrollen und weitere Durchführung von Physiotherapie und Bewegungsübungen bis zur vollen und freien Beweglichkeit

Radiusköpfchentrümmerfraktur

ICD-10   S52.11

Radiusköpfchenresektion

Stationär
postoperativ:	Oberarm-Hand-Gipsschale in 90°-Beugestellung des Ellenbogen- und geringer Dorsalextension des Handgelenks; Beginn mit Fingerübungen unter Anleitung
2 Tage p.o.:	Wundkontrolle, Verbandswechsel, Redon-Drainagenentfernung, Röntgenkontrolle
7 Tage p.o.:	geführte physiotherapeutische Übungsbehandlung aus der Schale
	Entlassung, wenn physiotherapeutische Übungsbehandlung ambulant sichergestellt ist

Ambulant
14 Tage p.o.:	Fädenentfernung, Fortsetzung der physiotherapeutischen Übungsbehandlung
6 Wo. p.o.:	Verlaufskontrolle

Radiusköpfchenprothese

Stationär
postoperativ:	Oberarm-Hand-Gipsschale in 90°-Beugestellung des Ellenbogen- und geringer Dorsalextension des Handgelenks; Beginn mit Fingerübungen unter Anleitung
2 Tage p.o.:	Wundkontrolle, Verbandswechsel, Redon-Drainagenentfernung, passive physiotherapeutische Übungsbehandlung aus der Schale bis zur Schmerzgrenze, Röntgenkontrolle
7 Tage p.o.:	Entlassung wenn physiotherapeutische Übungsbehandlung ambulant sichergestellt ist

Ambulant
14 Tage p.o.:	Fädenentfernung, physiotherapeutische Übungsbehandlung aktiv und passiv weiter
6 Wo. p.o.:	Vorsicht beim Heben schwerer Lasten und beim Aufstützen

Supinationskontraktur Unterarm nach Erb-/Klumpke-Plexuslähmung

ICD-10 M24.93

Operation nach Zancolli (Spaltung der Membrana interossea und Umsetzen der Bizepssehne)

Stationär

postoperativ:	zirkulärer Oberarm-Hand-Gips in 90°-Beugestellung des Ellenbogengelenks; weitestmögliche Pronation des Unterarmes und Funktionsstellung des Handgelenks
2 Tage p.o.:	Verbandswechsel, Redon-Drainagenentfernung, Wundkontrolle
7 Tage p.o.:	Gipswechsel; neuer Gips in forcierter Pronationsstellung

Ambulant

14 Tage p.o.:	Gipswechsel, Fädenentfernung
3 Wo. p.o.:	Gips schalen; zuerst geführte Übungen aus der Schale, bald eigentätige Übungen zur Kräftigung des Bizeps; bei ungenügender aktiver Pronation, Lähmungsapparat mit passiver Pronation; Fortsetzung der physiotherapeutischen Übungsbehandlung
3 Mon. p.o.:	Verlaufskontrolle

Unterarmschaftfraktur

ICD-10 S52.4

Plattenosteosynthese bei nicht geschädigten Weichteilen

Stationär
postoperativ:	Hochlagerung des Unterarms auf einem Kissen, Analgesie, Antiphlogistika, Kryotherapie
2 Tage p. o.:	Drainagenentfernung; Mobilisation im Ellenbogen-, Handgelenk und den Fingern, Röntgenkontrolle

Ambulant
10 Tage p. o.:	Entfernung der Fäden, Physiotherapie, Streckung/Beugung sowie Außen- und Innenrotationsübungen
6 Wo. p. o.:	Röntgenkontrolle, physiotherapeutische Übungsbehandlungen weiter
8 Wo. p. o.:	Freigabe der Bewegung, zunehmende Belastung

Obere Extremitäten

Radius- oder Ulnapseudarthrose

ICD-10   M84.13

Plattenosteosynthese, Spongiosaanlagerung

Stationär
postoperativ:	Oberam-Hand-Gipsverband bei 90°-Beugestellung des Ellenbogengelenks, mittlerer Rotationsstellung des Unterarmes und Funktionsstellung des Handgelenks
2 Tage p. o.:	Verbandswechsel, Redon-Drainagentfernung, Röntgenkontrolle

Ambulant
14 Tage p. o.:	Gipsabnahme, Fädenentfernung
6 Wo. p. o.:	Röntgenkontrolle
12 Wo. p. o.:	Röntgenkontrolle, ggf. physiotherapeutische Übungsbehandlungen

Distale Radiusfraktur

ICD-10   S52.50

Bei instabiler Fraktur oder bei Gelenkbeteiligung Versorgung mit einer Plattenosteosynthese

Stationär

postoperativ:	Ruhigstellung in Unterarmgipsschiene, Analgesie, Antiphlogistika, Kryotherapie
2 Tage p. o.:	Entfernung der Redon-Drainage, Röntgenkontrolle, weitere Ruhigstellung in Unterarmgipsschiene für 2 Wochen

Ambulant

10 Tage p. o.:	Entfernung der Fäden
2 Wo. p. o.:	Gipsschienenentfernung, Bewegungsübungen im Handgelenk Bei osteoporotischen Knochen Ruhigstellung bis zur 3. postoperativen Woche, dann Gipsentfernung Physiotherapie und Bewegungsübungen
6 Wo. p. o.:	Röntgenkontrolle, zunehmende Belastung bei Trümmerfraktur mit und ohne Weichteilschaden Versorgung mit Fixateur externe in Neutralstellung für insgesamt 6 Wochen; nach Entfernung des Fixateur externe Physiotherapie und Bewegungsübungen

Obere Extremitäten

Madelung-Deformität oder in Fehlstellung verheilte Radiusbasisfraktur

ICD-10 Q74.0

Korrekturosteotomie oder Aufrichtungsosteotomie, Kirschner-Drähte oder Platte

Stationär

postoperativ:	Oberarm-Hand-Gipsverband bei 20° Dorsalflexion des Handgelenks, Freigabe der Finger
1 Tag p. o.:	physiotherapeutische Übungsbehandlung der Finger
2 Tage p. o.:	Gips fenstern, Wundkontrolle, Redon-Drainagenentfernung, Röntgenkontrolle

Ambulant

14 Tage p. o.:	Gipswechsel, Fädenentfernung, Anlegen eines Oberarmrundgipses wie oben
6 Wo. p. o.:	Gipsabnahme und Unterarmgips
8 Wo. p. o.:	Gipsabnahme, Röntgenkontrolle, bei ausreichender Konsolidierung physiotherapeutische Übungsbehandlung, ggf. Fortsetzung der Ruhigstellung

Handgelenksarthrose

ICD-10   M19.93

Denervation nach Wilhelm

Stationär
postoperativ: dorsale Unterarmgipsschale mit freibleibenden Fingern
2 Tage p.o.:   Verbandswechsel, Wundkontrolle, Redon-Drainagenentfernung

Ambulant
14 Tage p.o.:   Abnahme der Gipsschale, Fädenentfernung, Beginn mit physiotherapeutischen Übungsbehandlungen
4 Wo. p.o.:   Verlaufskontrolle

Synovialitis (rheumatoide Arthritis)

ICD-10 M69.94

Synovialektomie des Handgelenks und der Fingergelenke bzw. Tenosynovialektomie

Stationär

postoperativ:	Anlegen einer dorsalen Unterarmgipsschiene
2 Tage p. o.:	Verbandswechsel, Redon-Drainagenentfernung, physiotherapeutische Übungsbehandlung unter Anleitung 2-mal täglich
10 Tage p. o.:	Beginn mit Beschäftigungstherapie; Entfernung Gipsschale

Ambulant

14 Tage p. o.:	Fädenentfernung
6 Wo. p. o.:	Verlaufskontrolle

Arthrose oder rheumatische Arthritis des Handgelenks

ICD-10   M19.93/M13.13

Handgelenks- und Handwurzelarthrodese (stabile Plattenosteosynthese)

Stationär

postoperativ: volare Unterarmgipsschale für 2 Wochen mit 20° Dorsalflexion im Handgelenk und 10° Ulnardeviation; unter Anleitung des Physiotherapeuten Bewegungsübungen der Fingergelenke, des Schultergelenks und des Ellenbogengelenks

2 Tage p. o.: Verbandswechsel, Redon-Drainagenentfernung, Röntgenkontrolle

Ambulant

14 Tage p. o.: Abnahme Gipsschale, Fädenentfernung
8 Wo. p. o.: Röntgenkontrolle, weiter physiotherapeutische Übungsbehandlung
12 Wo. p. o.: Röntgenkontrolle, uneingeschränktes Krafttraining
9–12 Mon. p. o.: Metallentfernung

Distale Medianusirritation (Karpaltunnelsyndrom)

ICD-10   G56.0

Spaltung des Lig. Carpi transversum volare, Neurolyse

Stationär
postoperativ: Handverband

Ambulant
2 Tage p. o.:   Wundkontrolle, Redon-Drainagenentfernung
14 Tage p. o.: Verbandswechsel, Fädenentfernung, Beginn mit physiotherapeutischer Übungsbehandlung

Kahnbeinpseudarthrose

ICD-10   M84.14

Operation nach Matti-Russe

Stationär
postoperativ: Oberarm-Navikulare-Gips, leichte Radialdeviation im Handgelenk; Gips bis zu den Fingergrundgelenken mit Einschluss des Daumens; Fingerübungen unter Anleitung des Physiotherapeuten
2 Tage p. o.: Gipsfensterung, Verbandswechsel, Redon-Drainagenentfernung, Röntgenkontrolle

Ambulant
14 Tage p. o.: Gipswechsel, Verbandswechsel, Fädenentfernung, Oberarm-Navikulare-Gipsverband
6 Wo. p. o.: Röntgenkontrolle durch Gips, Kürzen auf Unterarm-Navikulare-Gips
12 Wo. p. o.: Gipsabnahme, Röntgenkontrolle; bei sicherer Durchbauung der Pseudarthrose Beginn mit physiotherapeutischer Übungsbehandlung
4 Mon. p. o.: Röntgenkontrolle falls sichere Durchbauung bisher noch nicht festgestellt

Lunatummalazie

ICD-10 M93.1

Verkürzungsosteotomie

Stationär
postoperativ: Anlage einer dorsalen Unterarmgipsschiene
2 Tage p. o.: Verbandswechsel, Redon-Drainagenentfernung, Röntgenkontrolle

Ambulant
14 Tage p. o.: Verbandswechsel, Gipswechsel
6 Wo. p. o.: Röntgenkontrolle, Beginn mit physiotherapeutischer Übungsbehandlung

Operation nach Beck (Verlagerung des Os pisiforme)

Stationär
postoperativ: Oberarm-Navikulare-Gips, leichte Radialdeviation im Handgelenk; Gips bis zu den Fingergrundgelenken mit Einschluss des Daumens; Fingerübungen unter Anleitung des Physiotherapeuten
2 Tage p. o.: Gipsfensterung, Verbandswechsel, Redon-Drainagenentfernung, Röntgenkontrolle

Ambulant
14 Tage p. o.: Gipswechsel, Verbandswechsel, Fädenentfernung, Oberarm-Navikulare-Gipsverband
6 Wo. p. o.: Röntgenkontrolle durch Gips, kürzen auf Unterarm-Navikulare-Gips
12 Wo. p. o.: Gipsabnahme, Röntgenkontrolle; bei sicherer Durchbauung der Pseudarthrose Beginn mit physiotherapeutischer Übungsbehandlung
4 Mon. p. o.: Röntgenkontrolle falls sichere Durchbauung bisher noch nicht festgestellt

Rhizarthrose

ICD-10 M18.9

Entfernung des Os multangulum maj., Interpositionsarthroplastik

Stationär

postoperativ:	Anlegen einer Unteramgipsschale
2 Tage p.o.:	Verbandswechsel, Wundkontrolle, Redon-Drainagenentfernung, Röntgenkontrolle

Ambulant

14 Tage p.o.:	Fädenentfernung, physiotherapeutische Übungsbehandlung aus der Schiene
4 Wo. p.o.:	Abnahme der Gipsschale
8 Wo. p.o.:	Röntgenkontrolle

Kahnbeinfraktur

ICD-10   S62.0

Herbert-Schraube

Stationär
postoperativ: Anlegen eines Unterarm-Navikulare-Gipses
2 Tage p.o.: Verbandswechsel, Redon-Drainagentfernung, Röntgenkontrolle

Ambulant
10 Tage p.o.: Gipswechsel, Verbandswechsel, Fädenentfernung
6 Wo. p.o.: Röntgenkontrolle, Gipsabnahme
12 Wo. p.o.: Röntgenkontrolle, Beginn mit physiotherapeutischer Übungsbehandlung

Zerreißung des ulnaren Bandapparates am Daumengrundgelenk („Skidaumen")

ICD-10 S63.4

Seitbandreinsertion, Ausziehdraht

Stationär
postoperativ: Anlegen einer Unterarmgipsschale unter Einschluss des Daumens und Freigabe der übrigen Finger

Ambulant
2 Tage p. o.: Verbandswechsel, Wundkontrolle, Redon-Drainagenentfernung, Röntgenkontrolle
14 Tage p. o.: Verbandswechsel, Fädenentfernung, Anlegen eines Rundgipses wie oben
6 Wo. p. o.: Gipsabnahme, Beginn mit physiotherapeutischer Übungsbehandlung; ggf. Entfernung des Ausziehdrahtes

Fingergelenksarthrosen

ICD-10   M19.94

Fingergelenksarthrodesen (Zuggurtung)

Stationär

postoperativ:	Anlegen einer volaren Gipsschale
2 Tage p. o.:	Verbandswechsel, Redon-Drainagenentfernung, Röntgenkontrolle, weitere Lagerung auf der Gipsschale

Ambulant

10 Tage p. o.:	Fädenentfernung und Freigabe der physiotherapeutischen Übungsbehandlung aus der Schale
6 Wo. p. o.:	Röntgenkontrolle, ggf. Abnahme der Gipsschale

Ruptur der Fingerstrecksehne

ICD-10 M66.3

Naht der Fingerstrecksehne

Stationär
postoperativ:	Unteram-Hand-Finger-Gips mit Streckung des betroffenen und benachbarten Fingers (Entlastungsstellung der genähten Sehne)
2 Tage p. o.:	Gips fenstern, Wundkontrolle, Verbandswechsel, Entlassung

Ambulant
14 Tage p. o.:	Gipswechsel, Fädenentfernung
4 Wo. p. o.:	Verletzungen im Bereich der Mittelhand: Gips schalen und aktive Bewegungsübungen aus der Schale heraus unter Anleitung des Physiotherapeuten
6 Wo. p. o.:	Verletzung im Bereich der Finger: Gips schalen, aktive Bewegungsübungen aus der Schale unter Anleitung des Physiotherapeuten

Obere Extremitäten

Veralteter Strecksehnenabriss

ICD-10   M66.24

Kirschner-Draht-Spickung in Überstreckung in Oberst-Anästhesie

Ambulant

postoperativ:	Unterarm-Finger-Gipsschale
2 Tage p. o.:	Verbandswechsel, Wundkontrolle
12 Tage p. o.:	Fädenentfernung
6 Wo. p. o.:	Entfernung des Kirschner-Drahtes, der Gipsschale oder Stack-Schiene

Frische Beugesehnenverletzung

ICD-10 S66.1

Primäre Sehnennaht

Stationär

postoperativ:	(Nachbehandlung nach Kleinert) dorsale Unterarm-Hand-Gipsschale, 60°-Beugestellung des Handgelenks, 60°-Beugestellung der Fingergrundgelenke und Streckstellung der Mittelgelenke; Gummizügel durch die Fingernägel; Streckübungen gegen die in Beugerichtung ziehenden Gummizügel sofort und kontinuierlich, nicht selbstständig aktiv beugen
2 Tage p. o.:	Verbandswechsel unter Belassung der Gipsschale, Wundkontrolle, Redon-Drainagenentfernung
3–6 Tage p. o.:	Entlassung je nach Zustand der Wunde und nach Erlernen der o. g. Bewegungsübungen

Ambulant

14 Tage p. o.:	Verbandswechsel, Fädenentfernung, weiterhin Gipsschale und Gummizügel
3 Wo. p. o.:	Abnahme der Gipsschale; die Gummizügel verbleiben und werden mit einer elastischen Binde am Unterarm befestigt
5 Wo. p. o.:	Entfernung der Gummizügel und der elastischen Binde

Veraltete Beugesehnenverletzung

ICD-10   M66.39

Beugesehnenplastik

Stationär

postoperativ:	Nachbehandlung nach Kleinert: dorsale Unterarm-Hand-Gipsschale, 60°-Beugestellung des Handgelenkes; 60°-Beugestellung der Fingergrundgelenke und Streckstellung der Mittelgelenke, Gummizügel durch die Fingernägel; Streckübungen gegen die in Beugerichtung ziehenden Gummizügel sofort und kontinuierlich; nicht selbstständig aktiv beugen
2 Tage p. o.:	Verbandswechsel unter Belassung der Gipsschale, Wundkontrolle, Redon-Drainagenentfernung
3–6 Tage p. o.:	Entlassung je nach Zustand der Wunde und nach Erlernen der Bewegungsübungen

Ambulant

14 Tage p. o.:	Verbandswechsel, Fädenentfernung, weiterhin Gipsschale und Gummizügel
3 Wo. p. o.:	Abnahme der Gipsschale; die Gummizügel verbleiben und werden mit einer elastischen Binde am Unterarm befestigt
5 Wo. p. o.:	Entfernung der Gummizügel und der elastischen Binde

Dupuytren-Kontraktur

ICD-10 M72.0

Fasziektomie

Stationär

postoperativ:	Handverband, Arm hochlagern
2 Tage p.o.:	Verbandswechsel, Wundkontrolle, Redon-Drainagenentfernung; Beginn mit Bewegungsübungen, Beugung und Streckung der Fingergelenke aktiv wie passiv

Ambulant

14 Tage p.o.:	Fädenentfernung, Wundkontrolle; Beginn mit Ergotherapie; bei bestehender Beugekontraktur Anpassen einer Redressionsschiene
4 Wo. p.o.:	Verlaufskontrolle

Schnellender Finger

ICD-10 M69.3

Resektion des Ringbandes

Ambulant
2 Tage p. o.: Verbandswechsel
5 Tage p. o.: Wundkontrolle, aktive Bewegungsübungen
14 Tage p. o.: Fädenentfernung, Abschluss der Behandlung

Rheumatische Arthritis der Fingergelenke

ICD-10 M79.04

Einbringen von Swanson-Fingerprothesen

Stationär

präoperativ:	Anfertigen einer dynamischen Redressionsschiene
postoperativ:	Anlegen einer dorsalen Unterarm-Hand-Gipsschale
2 Tage p. o.:	Verbandswechsel, Redon-Drainagenentfernung, Beginn mit physiotherapeutischer Übungsbehandlung, wobei extreme Beugung und Streckung der Fingergelenke erreicht werden sollte
7 Tage p. o.:	Anfang von Ergotherapie

Ambulant

10 Tage p. o.:	Anlegen der angefertigten Redressionsschiene nach Abschwellung, wobei der Patient ständig gegen die Gummizügel arbeiten soll
14 Tage p. o.:	Fädenentfernung, hier neigt die Gelenkkapsel zur Vernarbung, deswegen passive Übungen zur Erreichung der maximalen Beugung und Streckung der Fingergelenke; die Redressionsschiene soll etwa 3 Monate getragen werden
4 Wo. p. o.:	Verlaufskontrolle

Syndaktylie

ICD-10   Q70.9

Syndaktylietrennung

Stationär
postoperativ: Akrylwattepolsterverband; Oberarm-Faust-Gips, 100°-Beugestellung im Ellenbogengelenk, „Riechloch"; bei befriedigendem Allgemeinzustand Entlassung

Ambulant
3 Tage p. o.: Gipskontrolle, Kontrolle durch „Riechloch"
10 Tage p. o.: Gipsentfernung, Fädenentfernung, physiotherapeutische Übungsbehandlungen und Beschäftigungstherapie, evtl. Verordnung einer Syndaktylieschiene
3 Wo. p. o.: Verlaufskontrolle

Abriss des Epicondylus humeri ulnaris bei Kindern

ICD-10 S42.43

Offene Reposition und Osteosynthese (Kirschner-Drähte)

Stationär

postoperativ:	Oberam-Hand-Gipsverband bei 120°-Beugestellung des Ellenbogengelenks, mittlere Rotationsstellung des Unterarmes und Funktionsstellung der Hand
2 Tage p. o.:	Verbandswechsel, Redon-Drainagenentfernung, Wundkontrolle, Röntgenkontrolle
7 Tage p. o.:	Gipswechsel

Ambulant

14 Tage p. o.:	Gipsfenster, Fädenentfernung
3 Wo. p. o.:	dorsale Oberarm-Hand-Gipsschale; geführte physiotherapeutische Bewegungsübungen aus der Schale
4 Wo. p. o.:	aktive physiotherapeutische Übungsbehandlung; Schale nicht mehr erforderlich
6 Wo. p. o.:	Metallentfernung

Untere Extremitäten

Hüftdysplasie bei Jugendlichen und Erwachsenen

ICD-10 Q65.8

Tripleosteotomie nach Tönnis, Fixation mit Kirschner-Drähten, Schraube und Cerclage

Stationär

postoperativ:	Bettruhe, Eis
1 Tag p. o.:	isometrische Anspannungsübungen und Training Quadrizepsmuskulatur
2 Tage p. o.:	Wundkontrolle, Redon-Drainagenentfernung, Röntgen a.-p.
3 Tage p. o.:	Mobilisation an der Bettkante, Aufstehen unter Entlastung 6–8 Wochen
14 Tage p. o.:	Fädenentfernung, Röntgen in 2 Ebenen, Entlassung

Ambulant

6 Wo. p. o.:	Röntgenkontrolle, zunehmende Belastung

Synovialitischer Reizzustand der Hüfte

ICD-10 M65.95

Arthroskopische Synovektomie der Hüfte/Limbusresektion

Stationär (oder ambulant)
postoperativ:	Bettruhe
2 Tage p. o.:	Wundkontrolle, Redon-Drainagenentfernung
3 Tage p. o.:	Mobilisation mit Teilbelastung 15 kp

Ambulant
14 Tage p. o.:	Wundkontrolle, Fädenentfernung, Mobilisation nach Maßgabe der Beschwerden
4 Wo. p. o.:	Verlaufskontrolle

Traumatische Hüftgelenksverrenkung

ICD-10   S73.00

Offene Reposition in Narkose

Stationär
postoperativ: passive Bewegungen
2 Tage p. o.:   Verbandswechsel, Redon-Drainagenentfernung, physiotherapeutische Übungsbehandlung mit Teilbelastung 15 kp

Ambulant
14 Tage p. o.: Fädenentfernung, Fortsetzung physiotherapeutische Übungsbehandlung und Teilbelastung
6 Wo. p. o.:   Extension nur noch nachts, Röntgenkontrolle
12 Wo. p. o.:   Beendigung Extension, Vollbelastung, MRT zum Ausschluss Hüftkopfnekrose
1 Jahr p. o.:   Verlaufskontrolle MRT

Traumatische Hüftgelenksverrenkung mit Azetabulumfraktur

ICD-10 S73.00/S32.4

Reposition und Pfannenfragment-Osteosynthese

Stationär
postoperativ:
2 Tage p. o.:	Verbandswechsel, Redon-Drainagenentfernung, Röntgenkontrolle, physiotherapeutische Übungsbehandlung, Teilbelastung 15 kp
14 Tage p. o.:	Wundkontrolle, Fädenentfernung, ggf. Entlassung bei Fortsetzung der Extension

Ambulant
6 Wo. p. o.:	Röntgenkontrolle, physiotherapeutische Übungsbehandlung, Teilbelastung 15 kp
12 Wo. p. o.:	Röntgenkontrolle, volle Belastung
1 Jahr p. o.:	ggf. MRT (Cave: Schraubenmaterial) Ausschluss Hüftkopfnekrose

Koxarthrose

ICD-10 M16.9

Oberflächenendoprothese

Stationär

postoperativ:	Bettruhe, Abduktionskeil, Röntgenkontrolle
1 Tag p. o.:	Mobilisation vor das Bett, physiotherapeutische Übungsbehandlung im Bett
2 Tage p. o.:	Wundkontrolle, Redon-Drainagenentfernung, Teilbelastung 15 kp und aktive und passive Bewegungen in allen Ebenen mit Außnahme der aktiven Abduktion
14 Tage p. o.:	Wundkontrolle, Fädenentfernung, Wassergymnastik

Ambulant

6 Wo. p. o.:	Röntgenkontrolle, Vollbelastung Im Verlauf jährliche Röntgenkontrollen

Koxarthrose, Hüftkopfnekrose

ICD-10   M16.9

Hüftendoprothese (zementfrei, z. B. CLS)

Stationär
postoperativ:	Abduktionskeil, Röntgenkontrolle
1 Tag p. o.:	Mobilisation vor das Bett, physiotherapeutische Übungsbehandlung im Bett
2 Tage p. o.:	Wundkontrolle, Redon-Drainagenentfernung, Teilbelastung 15 kp; aktive und passive Bewegungen in allen Ebenen mit Ausnahme der aktiven Abduktion, Röntgenkontrolle
14 Tage p. o.:	Wundkontrolle, Fädenentfernung, BSG, Wassergymnastik

Ambulant
6 Wo. p. o.:	Röntgenkontrolle, Vollbelastung im Verlauf jährliche Röntgenkontrollen

Anatomisch geformte Endoprothese (zementiert, z. B. SPII)

Stationär
postoperativ:	Abduktionskeil, Röntgenkontrolle
1 Tag p. o.:	Mobilisation vor das Bett, physiotherapeutische Übungsbehandlung im Bett
2 Tage p. o.:	Wundkontrolle, Redon-Drainagenentfernung, Röntgenkontrolle, Vollbelastung und aktive und passive Bewegungen in allen Ebenen mit Ausnahme der aktiven Abduktion
14 Tage p. o.:	Wundkontrolle, Fädenentfernung, Wassergymnastik

Ambulant
im Verlauf jährliche Röntgenkontrollen

Koxarthrose, spezifische und unspezifische Koxitis

ICD-10 M16.9/M13.15

Arthrodese nach Max Lange

Stationär

postoperativ:	BBF-Gips (0° Abd., 10° Flexion, 10–20° Außenrotation)
2 Tage p. o.:	Gips fenstern, Wundkontrolle, Redon-Drainagenentfernung
14 Tage p. o.:	Gips fenstern, Wundkontrolle, Fädenentfernung
6 Wo. p. o.:	Gips schalen, Röntgenkontrolle, aktive und passive Kniebewegungen; wenn 90° Beugung erreicht, Anlegen einer Gipshose und Teilbelastung (15 kp) im Gehwagen

Ambulant

12 Wo. p. o.:	Gips schalen, Röntgenkontrolle, erneutes Anlegen einer Gipshose, Vollbelastung
16 Wo. p. o.:	Gipsentfernung, Röntgenkontrolle, Vollbelastung
20 Wo. p. o.:	Verlaufskontrolle, Röntgenkontrolle
1 Jahr p. o.:	Röntgenkontrolle, evtl. Materialentfernung

Koxarthrose, Hüftgelenksdysplasie, proximale Femurfraktur

ICD-10 M16.9/M16.3/S72.3

Umstellungsoperation mit Winkelplattenosteosynthese

Stationär

postoperativ:	Bettruhe
2 Tage p. o.:	Verbandswechsel, Redon-Drainagenentfernung, passive physiotherapeutische Übungsbehandlung ohne forcierte Flexion, kein orthogrades Sitzen
7 Tage p. o.:	Röntgenkontrolle a.-p., Teilbelastung 15 kp
14 Tage p. o.:	Fädenentfernung, Röntgenkontrolle in zwei Ebenen, Entlassung

Ambulant

6 Wo. p. o.:	Röntgenkontrolle, halbes Körpergewicht belasten
12 Wo. p. o.:	Röntgenkontrolle, Vollbelastung
1 Jahr p. o.:	Materialentfernung

Aseptische TEP-Lockerung

ICD-10   T84.0

TEP-Wechsel
Stationär
postoperativ:	Bettruhe, Röntgenkontrolle, Abduktionskeil
1 Tag p. o.:	Mobilisation nach Maßgabe des Operateurs, ggf. physiotherapeutische Übungsbehandlung im Bett
2 Tage p. o.:	Wundkontrolle, Redon-Drainagenentfernung, Belastung nach Vorgabe
14 Tage p. o.:	Wundkontrolle, Fädenentfernung, Wassergymnastik

Ambulant
6 Wo. p. o.:	Röntgenkontrolle, Vollbelastung, jährliche Röntgenkontrolle

Septische TEP-Lockerung

ICD-10   T84.5

TEP-Wechsel
Stationär
postoperativ:	Bettruhe, Abduktionskeil, Röntgenkontrolle, Fortsetzung der Antibiose
2 Tage p. o.:	Wundkontrolle, Redon-Drainagenentfernung und Mobilisation nach Maßgabe des Operateurs, physiotherapeutische Übungsbehandlungen, Laborkontrollen im Verlauf
7 Tage p. o.:	ggf. Umsetzung der Antibiose nach Antibiogramm
14 Tage p. o.:	Wundkontrolle, Fädenentfernung, bei rückläufigen Entzündungswerten Entlassung planen

Ambulant
6 Wo. p. o.:	Röntgenkontrolle, Laborkontrolle
3 Mon. p. o.:	Laborkontrolle
	im Verlauf jährliche Röntgenkontrollen

TEP-Lockerung

ICD-10   T84.0/T84.5

Girdlestone-Operation

Stationär

postoperativ:	Laschenextension 1,5 kp, Spitzfußprophylaxe
2 Tage p. o.:	Wundkontrolle, Redon-Drainagenentfernung, physiotherapeutische Übungsbehandlung, Mobilisation an UAG, nicht voller Ausgleich der Beinverkürzung
14 Tage p. o.:	Wundkontrolle, Fädenentfernung, Extension nur noch nachts, Entlassung planen

Ambulant

6 Wo. p. o.:   Verlaufskontrolle

Hüftkopfnekrose

ICD-10 M87.05

Kopfnekrosenanbohrung/Spongiosaplastik/AVN Rod

Stationär

1 Tag p. o.:	physiotherapeutische Übungsbehandlung in vollem Bewegungsausmaß
2 Tage p. o.:	Verbandswechsel, Redon-Drainagenentfernung, ggf. Röntgenkontrolle, Mobilisation mit 15 kp

Ambulant

14 Tage p. o.:	Wundkontrolle, Fädenentfernung
3 Mon. p. o.:	Röntgenkontrolle/MRT-Kontrolle, stufenweise Steigerung der Belastung bis zur Vollbelastung

Epiphyseolysis capitis femoris acuta oder lenta bis 30°

ICD-10 M93.0

Reposition (Hämatomentlastung) Kirschner-Drahtfixierung und Fixierung der Gegenseite

Stationär

postoperativ:	Bettruhe
2 Tage p.o.:	Verbandswechsel, Redon-Drainagenentfernung, physiotherapeutische Übungsbehandlung, Mobilisation mit 15 kp Teilbelastung, Vollbelastung der Gegenseite
4 Tage p.o.:	Röntgenkontrolle

Ambulant

14 Tage p.o.:	Fädenentfernung, Wassergymnastik
6 Wo. p.o.:	Röntgenkontrolle, Vollbelastung
1 Jahr p.o.:	Röntgenkontrolle, Materialentfernung mit Abschluss des Wachstums

Epiphyseolysis capitis femoris lenta ab 30°

ICD-10   M93.0

Imhäuser-Operation, Wiberg-Osteotomie

Stationär

postoperativ:	Bettruhe
2 Tage p. o.:	Verbandswechsel, Redon-Drainagenentfernung
7 Tage p. o.:	Röntgenkontrolle a.-p., Mobilisaton mit 5 kp
14 Tage p. o.:	Wundkontrolle, Fädenentfernung, Röntgenkontrolle zwei Ebenen

Ambulant

6 Wo. p. o.:	Röntgenkontrolle, Teilbelastung 30 kp
12 Wo. p. o.:	Röntgenkontrolle, Vollbelastung
1 Jahr p. o.:	Röntgenkontrolle, evtl. Metallentfernung

Mediale Schenkelhalsfraktur

ICD-10 S72.1

Kanülierte Großfragmentschrauben

Stationär

postoperativ:	Antiphlogistika, Analgesie, Kryotherapie
1 Tag p.o.:	Mobilisation auf der Bettkante ohne Belastung des betroffenen Beines
2 Tage p.o.:	Wundkontrolle, Entfernung der Drainage falls vorhanden
3 Tage p.o.:	Mobilisation mit Gehwagen bzw. mit Gehstützen unter Teilbelastung 15 kp des betroffenen Beines, Röntgenkontrolle
12 Tage p.o.:	Entfernung der Fäden

Ambulant

10 Wo. p.o.:	nach Röntgenkontrolle zunehmende Belastung des betroffenen Beines
12 Wo. p.o.:	volle Belastung

Totalendoprothese

Stationär

postoperativ:	Abduktionskeil, Röntgenkontrolle
1 Tag p.o.:	Mobilisation, physiotherapeutische Übungsbehandlungen im Bett
2 Tage p.o.:	Wundkontrolle, Redon-Drainagenentfernung, Belastung (zementiert), aktive und passive Bewegungsübungen in allen Ebenen mit Ausnahme der aktiven Abduktion, Röntgenkontrolle
14 Tage p.o.:	Wundkontrolle, Fädenentfernung

Ambulant

6 Wo. p.o.:	Röntgenkontrolle (zementfrei), Vollbelastung, jährliche Verlaufskontrolle

Pertrochantäre Oberschenkelfraktur

ICD-10 S72.10

DHS (bei stabiler pertrochantärer Oberschenkelfraktur), Gammanagel (bei instabiler pertrochantärer Fraktur)

Stationär

postoperativ:	Antiphlogistika, Analgesie, Kryotherapie
1 Tag p. o.:	Mobilisation vor das Bett
2 Tage p. o.:	Drainagenentfernung und Wundkontrolle, Mobilisation mit Gehstützen oder Gehwagen, bei älteren Patienten soweit wie möglich, Röntgenkontrolle
12 Tage p. o.:	Entfernung der Fäden

Ambulant

6 Wo. p. o.:	Verlaufskontrolle

Subtrochantäre Oberschenkelfraktur

ICD-10 S72.2

Intramedulläre Osteosynthese, z. B. Gammanagel, PFN

Stationär
postoperativ:	Antiphlogistika, Analgesie, Kryotherapie
1 Tag p. o.:	Mobilisation vor das Bett
2 Tage p. o.:	Drainagenentfernung und Wundkontrolle, Mobilisation mit Gehstützen oder Gehwagen, bei älteren Patienten soweit wie möglich, Röntgenkontrolle
12 Tage p. o.:	Entfernung der Fäden

Ambulant
6 Wo. p. o.:	Verlaufskontrolle

Trochanterhochstand

ICD-10   M91.1/S72.10

Trochanterversetzung

Stationär
postoperativ:	Bettruhe, Lagerung mit Abduktionskeil, passive physiotherapeutische Übungsbehandlung unter Beibehaltung der Abduktion, keine aktive Abduktion für mind. 6 Wochen
2 Tage p.o.:	Verbandswechsel, Wundkontrolle, Redon-Drainagenentfernung
7 Tage p.o.:	Röntgenkontrolle a.-p., Teilbelastung 5 kp
14 Tage p.o.:	Wundkontrolle, Fädenentfernung

Ambulant
3 Wo. p.o.:	Teilbelastung 15 kp
6 Wo. p.o.:	Röntgenkontrolle, Teilbelastung 30 kp
12 Wo. p.o.:	Röntgenkontrolle, Vollbelastung
1 Jahr p.o.:	Röntgenkontrolle, ggf. Metallentfernung

Untere Extremitäten

Schnellende Hüfte

ICD-10   M79.19

Traktopexie/Traktusverlängerung

Stationär
postoperativ: Gipshose
2 Tage p. o.:   Gips fenstern, Verbandswechsel, Redon-Drainagenentfernung
14 Tage p. o.: Gips fenstern, Wundkontrolle, Fädenentfernung. Aufstehen in Gipshose, keine Belastung

Ambulant
4 Wo. p. o.:   Gips ab, Teilbelastung 30 kp
6 Wo. p. o.:   Vollbelastung, aktive Bewegung

Oberschenkelverkürzung

ICD-10   M21.75

Oberschenkelverlängerung/Orthofix, Heidelberger Fixateur o.ä.

Stationär

postoperativ:	Wundkontrolle
10 Tage p. o.:	Beginn mit Distraktion 4-mal 1mm/Tag
14 Tage p. o.:	Wundkontrolle, Fädenentfernung, Entlassung

Ambulant

klinische Kontrolle alle 2 Wochen, Röntgenkontrolle alle 4 Wochen, ggf. Ultraschallkontrolle

Femurschaftfraktur

ICD-10   S72.3

Marknagelung

Stationär
postoperativ:	Bettruhe
2 Tage p. o.:	Verbandswechsel, Redon-Drainagenentfernung, Röntgenkontrolle a.-p.
4 Tage p. o.:	Teilbelastung 15 kp
14 Tage p. o.:	Wundkontrolle, Fädenentfernung

Ambulant
4 Wo. p. o.:	Röntgenkontrolle, Vollbelastung
10 Wo. p. o.:	Röntgenkontrolle, weiterhin alle 6 Wochen bis zur Konsolidierung

Plattenosteosynthese

Stationär
postoperativ:	Bettruhe
2 Tage p. o.:	Verbandswechsel, Redon-Drainagenentfernung
7 Tage p. o.:	Aufstehen ohne Belastung, physiotherapeutische Übungsbehandlung
14 Tage p. o.:	Wundkontrolle, Fädenentfernung

Ambulant
6 Wo. p. o.:	Röntgenkontrolle, ggf. Teilbelastung 30 kp
12 Wo. p. o.:	Röntgenkontrolle, ggf. Vollbelastung
2 Jahre p. o.:	Röntgenkontrolle, evtl. Metallentfernung

Mehrfragmentoberschenkelfraktur

ICD-10 S72.3

Stabilisierung mit Fixateur externe

Stationär

postoperativ:	Bettruhe, Hochlagerung
2 Tage p. o.:	Wundkontrolle, Redon-Drainagenentfernung, aktiv geführte physiotherapeutische Übungsbehandlung, Mobilisation unter Entlastung des Beines, Röntgenkontrolle
7 Tage p. o.:	Fußsohlenkontakt des operierten Beines
14 Tage p. o.:	Entlassung, wenn gute Beweglichkeit von Hüft- und Kniegelenk (Einweisung in Nagelpflege)

Ambulant

4 Wo. p. o.:	klinische und radiologische Kontrolle; wenn Kallusbildung, Belastungssteigerung über 14 Tage bis zur Vollbelastung
8 Wo. p. o.:	klinische und radiologische Kontrolle, bei zunehmender Frakturdurchbauung Dynamisierung des Fixateur externe
12 Wo. p. o.:	klinische und radiologische Kontrolle, bei weiterer Durchbauung Entfernung des Bodyteiles des Fixateur externe unter Belassung der Schrauben
13 Wo. p. o.:	klinische und radiologische Kontrolle, bei unverändertem Befund Entfernung der Schrauben
6 Mon. p. o.:	abschließende Verlaufskontrolle

Anmerkung: Das Behandlungsschema ist stark vereinfacht, deshalb auf Anweisung des Operateurs achten.

ICP-Adduktionskontraktur

ICD-10   M24.55

Adduktorentenotomie

Stationär

postoperativ:	BBF-Gips
2 Tage p. o.:	Gipsfensterung, Wundkontrolle, Redon-Drainagenentfernung
7 Tage p. o.:	Gipsfensterung, Wundkontrolle

Ambulant

14 Tage p. o.:	Fädenentfernung
6 Wo. p. o.:	Gipsabnahme, physiotherapeutische Übungsbehandlung, Nachtlagerungsschale

ICP-Hüftbeugekontraktur

ICD-10   M24.55

Spinamuskelablösung (Göb)

Stationär
postoperativ: BBF-Gips
2 Tage p.o.: Gipsfensterung, Wundkontrolle, Redon-Drainagenentfernung
7 Tage p.o.: Wundkontrolle

Ambulant
3 Wo. p.o.: Gips schalen, physiotherapeutische Übungsbehandlung
6 Wo. p.o.: Gipsentfernung, Vollbelastung
6 Mon. p.o.: Verlaufskontrolle

Meniskusläsion

ICD-10   M23.39

Arthroskopische Meniskusresektion

Stationär

postoperativ:	Lagerung auf CPM-Schiene, passive physiotherapeutische Übungsbehandlung
1 Tag p. o.:	Redon-Drainagenentfernung, aktive und passive physiotherapeutische Übungsbehandlung, Teilbelastung 15–30 kp

Ambulant

5 Tage p. o.:	Steigerung der Belastung nach Maßgabe der Beschwerden bis zur Vollbelastung
14 Tage p. o.:	Fädenentfernung

Basisständiger Innen- oder Außenmeniskusriss (Restbasis < 3 mm)

ICD-10   M23.39

Arthroskopische Meniskusnaht

Stationär

postoperativ: Lagerung auf CPM-Schiene und passive physiotherapeutische Übungsbehandlung 0–30° Flexion, Mecronschiene, Schwellstrombehandlung, Entlastung 15 kp

1 Tag p. o.: Redon-Drainagenentfernung, passive physiotherapeutische Übungsbehandlung, Schwellstrombehandlung

Ambulant

3 Wo. p. o.: Steigerung der Flexion 0–60°, Beübung der Standphase, weiter Mecronschiene

6 Wo. p. o.: Steigerung der Flexion 0–90°, Belastung 30 kp

12 Wo. p. o.: volles Bewegungsausmaß, Steigerung zur Vollbelastung, Schiene kann abgenommen werden

Ruptur des vorderen Kreuzbandes

ICD-10 S83.53

Arthroskopisch assistierter Kreuzbandersatz (Single-, Double-Bundle)

Stationär

postoperativ:	Hochlagerung in 5°-Flexionsstellung, Eis, Don-Joy-Orthese, keine aktiven Streckübungen
1 Tag p. o.:	Verbandswechsel, Redon-Drainagenentfernung, isometrische Anspannungsübungen, Mobilisation mit 15 kp Teilbelastung, keine aktive Streckung
2 Tage p. o.:	Muskelstimulation, Patellamobilisation, Bewegungsausmaß passiv 0–90°, aktiv 10–80°

Ambulant

3 Wo. p. o.:	passive Bewegung frei, aktiv 5–100°, Teilbelastung 30 kp
4 Wo. p. o.:	Vollbelastung mit Schiene, keine endgradige aktive Streckung
6 Wo. p. o.:	aktive und passive Vollbelastung
3–4 Mon. p. o.:	Fahrrad fahren, laufen
6 Mon. p. o.:	aktiver Sport mit Orthese
12 Mon. p. o.:	Sport ohne Orthese

Frische Unhappy Triad (Innenband-, Kreuzband-, Meniskusverletzung)

ICD-10 S83.7

Kreuzbandersatz, Menisektomie bzw. Refixation, ggf. Innenbandnaht, -rekonstruktion

Stationär

postoperativ:	Bewegungsschiene, Behandlungsbeginn und Einstellung nach Maßgabe des Operateurs, Don-Joy-Orthese
2 Tage p. o.:	Wundkontrolle, Redon-Drainagenentfernung, Anspannungsübungen, Muskelstimulation, Patellamobilisation, 15 kp Teilbelastung, CPM Röntgenkontrolle

Ambulant

14 Tage p. o.:	Wundkontrolle, Fädenentfernung
3 Wo. p. o.:	Steigerung der Bewegung auf der Motorschiene
4 Wo. p. o.:	zunehmende Belastung 15–30 kp mit Orthese, aktiv keine volle Streckung
6 Wo. p. o.:	zunehmende Flexion 90°, Beübung der Standphase, aktiv und passiv Vollbelastung mit Orthese
3–4 Mon. p. o.:	Fahrrad fahren, laufen
6 Mon. p. o.:	aktiver Sport mit Orthese
12 Mon. p. o.:	Sport ohne Orthese

Untere Extremitäten

Quadrizepssehnenruptur

ICD-10   S76.1

Sehnennaht

Stationär

postoperativ:	Mecronschiene
2 Tage p. o.:	Verbandswechsel, Redon-Drainagenentfernung, Mobilisation ohne Belastung mit Schiene

Ambulant

14 Tage p. o.:	Verbandswechsel, Fädenentfernung, Teilbelastung 15 kp
5 Wo. p. o.:	passive physiotherapeutische Übungsbehandlung ohne Schiene
6 Wo. p. o.:	aktive Belastungsübungen, stufenweise Steigerung zur Vollbelastung
12 Wo. p. o.:	Verlaufskontrolle

Kniebeugesehnenverkürzung

ICD-10   M67.19

Kniebeugesehnenverlängerung

Stationär

postoperativ:	Oberschenkelliegegips in maximaler Streckstellung des Kniegelenks (Cave: Gefäß-Nerven-Strang)
2 Tage p. o.:	Gips fenstern, Verbandswechsel, Redon-Drainagenentfernung, Wundkontrolle, Mobilisation an UAG
4 Tage p. o.:	Röntgenkontrolle

Ambulant

14 Tage p. o.:	Gips fenstern, Wundkontrolle, Fädenentfernung
3 Wo. p. o.:	Gips schalen, physiotherapeutische Übungsbehandlung aus der Schiene, Schale als Nachtlagerungsschiene für mind. 6 Monate, zunehmende Belastung
6 Mon. p. o.:	Verlaufskontrolle

Patellalateralisation, Patellasubluxation, Patellaluxation

ICD-10 M22.0-1

Arthroskopisches laterales Release
Stationär
postoperativ: Lagerung auf CPM-Schiene, passive physiotherapeutische Übungsbehandlung, Schwellstrombehandlung
1 Tag p. o.: Redon-Drainagenentfernung, aktive und passive physiotherapeutische Übungsbehandlung, Teilbelastung 15–30 kp, Schwellstrombehandlung, Kniebandage

Ambulant
5 Tage p. o.: Steigerung der Belastung nach Maßgabe der Beschwerden bis zur Vollbelastung
14 Tage p. o.: Fädenentfernung

Rezidivierende habituelle Patellaluxation

ICD-10   M22.0

Operation nach Elmslie-Trillat

Stationär

postoperativ:	Knieorthese
2 Tage p. o.:	Verbandswechsel, Wundkontrolle, Redon-Drainagenentfernung
	Mobilisation an UAG mit Knieorthese, axiale Vollbelastung,
	passive physiotherapeutische Übungsbehandlung, CPM 0–30° Flexion

Ambulant

14 Tage p. o.:	Verbandswechsel, Fädenentfernung, passive physiotherapeutische Übungsbehandlung CPM 0–60° Flexion
4 Wo. p. o.:	passive physiotherapeutische Übungsbehandlung, CPM Flexion 0–90°
6 Wo. p. o.:	Röntgenkontrolle, zunehmende Belastung aktiv und passiv bis zur Vollbelastung ohne Knieorthese
12 Wo. p. o.:	Verlaufskontrolle
6 Mon. p. o.:	Metallentfernung

Chondromalacia patellae Grad II–III

ICD-10   M22.4

Knorpelshaving, ggf. Pridie-Bohrung oder Mikrofrakturierung

Stationär

postoperativ: Lagerung auf CPM-Schiene, passive physiotherapeutische Übungsbehandlung, Schwellstrombehandlung

1 Tag p. o.: Redon-Drainagenentfernung, aktive und passive physiotherapeutische Übungsbehandlung, Teilbelastung 15–30 kp, Schwellstrombehandlung

Ambulant

5 Tage p. o.: Steigerung der Belastung nach Maßgabe der Beschwerden bis zur Vollbelastung

14 Tage p. o.: Fädenentfernung

Retropatellararthrose

ICD-10   M17.9

Operation nach Maquet-Bandi, Beckenkammspan

Stationär

postoperativ:	Knieorthese
2 Tage p.o.:	Verbandswechsel, Wundkontrolle, Redon-Drainagenentfernung
	Mobilisation an UAG mit Knieorthese, axiale Vollbelastung,
	passive physiotherapeutische Übungsbehandlung, CPM 0–30° Flexion
4 Tage p.o.:	Röntgenkontrolle

Ambulant

14 Tage p.o.:	Verbandswechsel, Fädenentfernung, passive physiotherapeutische Übungsbehandlung CPM 0–60° Flexion
4 Wo. p.o.:	passive physiotherapeutische Übungsbehandlung, CPM Flexion 0–90°
6 Wo. p.o.:	Röntgenkontrolle, zunehmende Belastung aktiv und passiv bis zur Vollbelastung ohne Knieorthese
12 Wo. p.o.:	Verlaufskontrolle

Patellafraktur

ICD-10 M82.0

Zuggurtungsosteosynthese, Schraubenosteosynthese

Stationär

postoperativ:	Knieorthese
2 Tage p. o.:	Verbandswechsel, Redon-Drainagenentfernung, Mobilisation ohne Belastung, passive physiotherapeutische Übungsbehandlung, CPM 0–30°
4 Tage p. o.:	Röntgenkontrolle

Ambulant

14 Tage p. o.:	Wundkontrolle, Fädenentfernung, Vollbelastung, physiotherapeutische Übungsbehandlung, CPM 0–60°
3 Wo. p. o.:	Röntgenkontrolle, CPM 0–90°
6 Wo. p. o.:	Röntgenkontrolle, Vollbelastung, aktive und passive physiotherapeutische Übungsbehandlungen
12 Wo. p. o.:	Verlaufskontrolle
1 Jahr p. o.:	Materialentfernung und MRT (Knorpelschaden?)

Patellatrümmerfraktur, Retropatellararthrose

ICD-10 S82.0/M17.9

Patellektomie

Stationär

postoperativ:	Knieorthese
2 Tage p. o.:	Verbandswechsel, Redon-Drainagenentfernung, Wundkontrolle, Mobilisation an UAG mit Schiene, Belastung nach Maßgabe der Beschwerden
3 Tage p. o.:	isometrisches Quadrizepstraining, CPM-Schiene, physiotherapeutische Übungsbehandlungen

Ambulant

14 Tage p. o.:	Wundkontrolle, Fädenentfernung, Knieorthese abnehmen
12 Wo. p. o.:	Verlaufskontrolle

Gonarthrose

ICD-10　　M17.9

Arthoskopie, Lavage

Ambulant
postoperativ: Verbandswechsel, Wundkontrolle, Redon-Drainagenentfernung, schmerzadaptierte Mobilisation an UAG

Mediale, laterale Gonarthrose

ICD-10 M17.9

Hemischlitten

Stationär

postoperativ:	Hochlagerung auf Schiene oder Würfel, Kühlung, Röntgenkontrolle
1 Tag p. o.:	passive Physiotherapie, Motorschiene
2 Tage p. o.:	Verbandswechsel, Wundkontrolle, Redon-Drainagenentfernung, schmerzadaptierte Mobilisation an UAG und auf der Motorschiene bei freier ROM und Belastung, Röntgenkontrolle

Ambulant

14 Tage p. o.:	Wundkontrolle, Fädenentfernung jährliche Verlaufskontrollen

Pangonarthrose

ICD-10   M17.9

Knie-TEP
Stationär
postoperativ:	Hochlagerung auf Schiene oder Würfel, Kühlung, Röntgenkontrolle
1 Tag p. o.:	passive Physiotherapie, Motorschiene
2 Tage p. o.:	Verbandswechsel, Wundkontrolle, Redon-Drainagenentfernung, schmerzadaptierte Mobilisation an UAG und auf der Motorschiene bei freier ROM und Belastung, Röntgenkontrolle

Ambulant
14 Tage p. o.:	Wundkontrolle, Fädenentfernung jährliche Verlaufskontrollen

Pangonarthrose, rheumatoide Arthritis, Knie-TEP Ausbau

ICD-10   M17.9/M13.16/T84.0

Kniegelenksarthrodese mit Nagel oder Fixateure externe

Stationär

postoperativ:	Hochlagerung, Kühlung, Anspannungsübungen
2 Tage p. o.:	Verbandswechsel, Redon-Drainagenentfernung, Lymphdrainage, Mobilisation an UAG 15 kp Teilbelastung, Röntgenkontrolle
14 Tage p. o.:	Wundkontrolle, Fädenentfernung, mit Nagel Vollbelastung

Ambulant

6 Wo. p. o.:	Röntgenkontrolle, Steigerung der Belastung zur Vollbelastung, ggf. Entfernung der Steinmann-Nägel und Anlage Mecronschiene oder Gipstutor

Osteochondrosis dissecans Stadium III

ICD-10 M93.2

Arthroskopische Fragmentrefixation Ethipins, Stifte, Schrauben

Stationär
postoperativ:	Hochlagerung, Kühlung
1 Tag p. o.:	CPM
2 Tage p. o.:	Wundkontrolle, Redon-Drainagenentfernung, Mobilisation ohne Belastung an UAG, physiotherapeutische Übungsbehandlung, isometrische Quadrizepsübungen, Lymphdrainage, Röntgenkontrolle

Ambulant
12 Tage p. o.:	Fädenentfernung
6 Wo. p. o.:	Röntgenkontrolle, Teilbelastung 15 kp
8–12 Wo. p. o.:	Steigerung zur Vollbelastung
6 Mon. p. o.:	Materialentfernung

Osteochondrosis dissecans Stadium IV

ICD-10 M93.2

Arthroskopische Fragmententfernung

Stationär
postoperativ: Hochlagerung, Kühlung
2 Tage p. o.: Wundkontrolle, Redon-Drainagenentfernung, Mobilisation an UAG mit 15 kp Teilbelastung, Röntgenkontrolle

Ambulant
5 Tage p. o.: Belastung nach Maßgabe der Beschwerden
12 Tage p. o.: Wundkontrolle, Fädenentfernung

Isolierter Knorpelschaden Kniegelenk

ICD-10   M93.2

Arthroskopische OATS-Plastik

Stationär
postoperativ:	Hochlagerung, Kühlung,
1 Tag p. o.:	isometrische Anspannungsübungen, CPM
2 Tage p. o.:	Wundkontrolle, Redon-Drainagenentfernung, Mobilisaton an UAG 15 kp Teilbelastung, Lymphdrainage

Ambulant
12 Tage p. o.:	Wundkontrolle, Fädenentfernung, Steigerung zur Vollbelastung

Knorpelschaden Kniegelenk

ICD-10   M93.2

Autologe Chondrozytentransplantation

Stationär
postoperativ:	Hochlagerung, Kühlung, Mecronschiene
1 Tag p. o.:	aktive Quadrizeps Anspannungsübungen mit Schiene, CPM 0–30°
2 Tage p. o.:	Wundkontrolle, Redon-Drainagenentfernung, Mobilisation an UAG ohne Belastung mit Schiene, ohne Schiene erst, wenn aktive Beinstreckung selbstständig möglich; bei ACT im Femoropatellarbereich Limitierung der Beugung auf 0–30° für 3 Monate und daran anschließend sukzessive Steigerung; im Kondylenbereich langsame Steigerung der ROM in den ersten 6 Wochen bis zum vollen Bewegungsumfang

Ambulant
12 Tage p. o.:	Wundkontrolle, Fädenentfernung
12 Wo. p. o.:	Steigerung der Belastung bzw. der ROM bis zur Vollbelastung bei vollem Bewegungsausmaß
6 Mon. p. o.:	Fahrradfahren, Schwimmen
9 Mon. p. o.:	Beginn mit Lauftraining
12 Mon. p. o.:	keine Einschränkungen bei Sport

Baker-Zyste

ICD-10 M71.2

Extirpation
Stationär
postoperativ: Bettruhe, dorsale Gipsschiene oder Mecronschiene für 1 Woche
2 Tage p. o.: Verbandswechsel, Redon-Drainagenentfernung, Mobilisation ohne Belastung wegen Rezidivgefahr
4 Tage p. o.: passive Bewegung auf der Motorschiene 0–90°

Ambulant
7 Tage p. o.: Teilbelastung 30 kp
14 Tage p. o.: Verbandswechsel, Fädenentfernung, Vollbelastung

Rezidivierende Synovialitis des Kniegelenks im Frühstadium

ICD-10 M65.96

Arthroskopische Synovektomie

Stationär
postoperativ:	CPM-Schiene, passive physiotherapeutische Übungsbehandlung, Schwellstrombehandlung
1 Tag p. o.:	Redon-Drainagenentfernung, aktive und passive physiotherapeutische Übungsbehandlung, Teilbelastung 15–30 kp, Schwellstrombehandlung

Ambulant
5 Tage p. o.:	Steigerung der Belastung nach Maßgabe der Beschwerden bis zur Vollbelastung
14 Tage p. o.:	Fädenentfernung

Rheumatoide oder bakterielle Gonarthritis

ICD-10 M13.16

Arthoskopische Synovektomie

Stationär

postoperativ:	CPM-Schiene 0–90°, Bettruhe, Kühlung
2 Tage p. o.:	Verbandswechsel, Redon-Drainagenentfernung, Wundkontrolle, Mobilisation ohne Belastung
4 Tage p. o.:	physiotherapeutische Übungsbehandlung, isometrische Anspannungsübungen, Pendelübungen am Bett

Ambulant

7 Tage p. o.:	Teilbelastung 15 kp
14 Tage p. o.:	Wundkontrolle, Fädenentfernung, Teilbelastung 30 kp; Vollbelastung

Tibiakopffraktur

ICD-10   S82.18

Plattenosteosynthese

Stationär
postoperativ:	Analgesie, Antiphlogistika, Kryotherapie
2 Tage p. o.:	Entfernung der Redon-Drainage, Wundkontrolle; passive und aktive Bewegungsübungen bis zur Schmerzgrenze; Mobilisation mit Gehwagen mit Fußbodenkontakt unter Teilbelastung 10 bis 15 kg, Röntgenkontrolle

Ambulant
12 Tage p. o.:	Entfernung der Fäden
10 Wo. p. o.:	nach Röntgenkontrolle schmerzadaptierte zunehmende Belastung
12 Wo. p. o.:	Entscheidung, ob Vollbelastung möglich ist

Unterschenkelfraktur

ICD-10 S82.9

Osteosynthese (abhängig von der Lokalisation der Fraktur und der Weichteilverhältnisse Unterschenkelnagel, Plattenosteosynthese oder Fixateur externe)

Stationär
postoperativ: Hochlagerung, Analgesie, Antiphlogistika
2 Tage p. o.: Wundkontrolle, Drainagenentfernung, beginnende aktive und passive Physiotherapie und Mobilisation im Knie- und Sprunggelenk; Mobilisation des Patienten mit Gehwagen bzw. mit Gehstützen, abhängig von der Art der Osteosynthese, z. B. bei einem statischen Verriegelungsnagel zunehmende schmerzadaptierte Belastung bis Vollbelastung; bei Plattenosteosynthese Teilbelastung 15 kp bis zur 10. Woche postoperativ; nach Röntgenkontrolle Vollbelastung; bei Fixateur externe ggf. Verfahrenswechsel
Cave: Kompartmentsyndrom

Ambulant
12 Tage p. o.: Entfernung der Fäden
6 Wo. p. o.: Röntgenkontrolle, zunehmende Belastung bei Plattenosteosynthese oder Fixateure externe
12 Wo. p. o.: Vollbelastung

Achsenfehlstellung im Unterschenkel

ICD-10 M84.06

Tibiakopfumstellung im Fixateur externe

Stationär
postoperativ: Bettruhe
2 Tage p. o.: Verbandswechsel, Redon-Drainagenentfernung, passive physiotherapeutische Übungsbehandlung, Anspannungsübungen; Röntgenkontrolle; 15 kp Belastung

Ambulant
14 Tage p. o.: Fädenentfernung
6 Wo. p. o.: Röntgenkontrolle, ggf. Entfernung der Steinmann-Nägel
8 Wo. p. o.: Röntgenkontrolle, volle Belastung
12 Wo. p. o.: Röntgenkontrolle

Unterschenkeldrehfehlstellung

ICD-10   M84.06/M95.9

Supramalleoläre Drehosteotomie (Kirschner-Draht-Fixation)

Stationär
postoperativ: Oberschenkelliegegips
2 Tage p. o.: Verbandswechsel, Wundkontrolle, Redon-Drainagenentfernung

Ambulant
14 Tage p. o.: Gipswechsel, Fädenentfernung, Röntgenkontrolle, Mobilisation ohne Belastung
6 Wo. p. o.: Gips schalen, Röntgenkontrolle, Kirschner-Draht-Entfernung
Durchbau: physiotherapeutische Übungsbehandlung, Teilbelastung

10 Wo. p. o. Vollbelastung
fehlende Durchbauung: Unterschenkelgehgips für 4 Wochen
10 Wo. p. o.: Röntgenkontrolle, Vollbelastung, physiotherapeutische Übungsbehandlung
6 Mon. p. o.: Verlaufskontrolle

Unterschenkelverkürzung

ICD-10 M21.76

Unterschenkelverlängerung mit Ilizrov-System

Stationär
postoperativ:	Hochlagerung der Extremität, Ilizrov-Sandale, Druckverband
5 Tage p. o.:	Beginn mit Distraktion 4-mal 1 mm/Tag
7 Tage p. o.:	Beginn mit Vollbelastung

Ambulant
14 Tage p. o.:	Wundkontrolle, Fädenentfernung, klinische Kontrolle alle 2 Wochen, Röntgenkontrolle alle 4 Wochen, ggf. Ultraschallkontrolle

Terminal osseous overgrowth nach Oberschenkel- oder Unterschenkelamputation beim Jugendlichen

ICD-10 T94.1/Q73.8

Stumpfkappenplastik nach Marquardt

Stationär
postoperativ: Stumpfverband
2 Tage p. o.: Verbandswechsel, Wundkontrolle, Redon-Drainagenentfernung

Ambulant
14 Tage p. o.: Fädenentfernung, Endbelastungstraining, Prothesenanpassung, Prothesengebrauchsschulung, Belastungstraining

Unterschenkelpseudarthrose

ICD-10 M84.16/Q74.2

Fibulaosteotomie

Stationär
postoperativ:
2 Tage p. o.: Verbandswechsel, Wundkontrolle, Redon-Drainagenentfernung, Mobilisation, Vollbelastung

Ambulant
14 Tage p. o.: Fädenentfernung
6 Wo. p. o.: Röntgenkontrolle
12 Wo. p. o.: Röntgenkontrolle

Plattenosteosynthese bzw. Osteosynthese mit Spongiosaplastik

Stationär
postoperativ: Keeler-Schiene, isometrische Übungen und geführte Bewegungen
2 Tage p. o.: Verbandswechsel, Wundkontrolle, Redon-Drainagenentfernung, Mobilisaton ohne Belastung an UAG
1 Wo. p. o.: Teilbelastung 15 kp

Ambulant
14 Tage p. o.: Fädenentfernung
6 Wo. p. o.: klinische und Röntgenkontrolle
12 Wo. p. o.: Röntgenkontrolle, ggf. Steigerung der Belastung

Marknagelung

Stationär
postoperativ: isometrische Übungen und geführte Bewegungen
4 Wo. p. o.: Teilbelastung 15 kp

Ambulant
6 Wo. p. o.: klinische und Röntgenkontrolle, Vollbelastung
12 Wo. p. o.: Röntgenkontrolle

Außenknöchelfraktur Typ Weber A

ICD-10   S82.6

Konservativ

Ambulant

Konservative Behandlung mit Unterschenkelgipsschiene für 1 Woche; nach abschwellenden Maßnahmen Aircastschiene und zunehmende Belastung oder Unterschenkelgehgips für insgesamt 6 Wochen; Antiphlogistika, Thromboseprophylaxe

Außenknöchelfraktur Typ Weber B ohne Dislokation

ICD-10 S82.6

Konservativ

Ambulant
Konservative Behandlung mit Unterschenkelgips für insgesamt 6 Wochen: zuerst Unterschenkelgipsschiene bis zur Abschwellung, dann Röntgenkontrolle; wenn keine Stellungsänderung zirkulärer Gehgips; Antiphlogistika

Außenknöchelfraktur Typ Weber B mit Dislokation sowie Typ Weber C

ICD-10 S 82.6

Plattenosteosynthese am Außenknöchel, bei Weber-C-Fraktur Schraubenosteosynthese oder Zuggurtungsosteosynthese Innenknöchel

Stationär

postoperativ:	Hochlagerung, lokale Kryotherapie, Analgesie, Antiphlogistika, für 1 Woche Unterschenkel-L-Gipsschiene
2 Tage p. o.:	Wundkontrolle und Entfernung der Redon-Drainage; Mobilisation des Patienten, Röntgenkontrolle
1 Wo. p. o.:	Entfernung der Gipsschiene und Teilbelastung des betroffenen Beines von 10 bis 15 kg

Ambulant

12 Tage p. o.:	Entfernung der Fäden; bei osteoporotischen Knochen nach Fädenentfernung zirkulärer Gehgips für insgesamt 6 Wochen postoperativ
4 Wo. p. o.:	zunehmende Belastung
6 Wo. p. o.:	Röntgenkontrolle, volle Belastung

Arthrose oberes Sprunggelenk

ICD-10   M19.97

Arthrodese oberes Sprunggelenk

Druckarthrodese mittels Fixateure externe oder Zwipp-Arthrodese

Stationär

postoperativ:	Hochlagerung auf Schiene, ggf. Gipsspaltung bei Zwipp
2 Tage p. o.:	Verbandswechsel, Redon-Drainagenentfernung, Wundkontrolle, ggf. Nachspannen des Fixateure externe, Mobilisation an UAG, Belastung frei, Röntgenkontrolle

Ambulant

14 Tage p. o.:	Wundkontrolle, Fädenentfernung, ggf. Gipswechsel bei Zwipp
6 Wo. p. o.:	Röntgenkontrolle, Entfernung des Spannungsgerätes, Gipswechsel oder Gipsanlage als Gehgips
12 Wo. p. o.:	Gipsabnahme, Röntgenkontrolle, Schuhversorgung
6 Mon. p. o.:	Verlaufskontrolle

Achillessehnenruptur

ICD-10   S86.0/M66.26

End-zu-End-Naht, Griffelschachtelplastik

Stationär

postoperativ:	Unterschenkelschiene dorsal, 60° Plantarflexion
2 Tage p. o.:	Wundkontrolle, Verbandswechsel, Redon-Drainagenentfernung, Mobilisation an UAG; Trainingsstiefel; 60° Plantarflexion

Ambulant

14 Tage p. o.:	Trainingsstiefel; 30° Plantarflexion, Wundkontrolle, Fädenentfernung, Schuherhöhung der Gegenseite; Belastung
6 Wo. p. o.:	Trainingsstiefel; 10° Plantarflexion, physiotherapeutische Übungsbehandlung
12 Wo. p. o.:	Verlaufskontrolle, ggf. Mobilisation ohne Erhöhung

Knick-Senkfuß, Klumpfuß (nach Abschluss des Wachstums)

ICD-10 M21.67/Q66.6

Subtalare Arthrodese, T-Arthrodese, Kirschner-Draht-Fixation

Stationär
postoperativ:	Oberschenkelliegegips
2–4 Tage p. o.:	Gips-, Verbandswechsel, Redon-Drainagenentfernung, evtl. in Narkose, Röntgenkontrolle im Gips

Ambulant
14 Tage p. o.:	Gipswechsel auf Unterschenkelliegegips, Fädenentfernung
6 Wo. p. o.:	Gipsabnahme, Röntgenkontrolle, ambulante Entnahme von Kirschner-Drähten, Abguss für orthopädische Schuhe, Unterschenkelgehgips, Schuh-, Absatzerhöhung der Gegenseite
12 Wo. p. o.:	Gipsabnahme, Röntgenkontrolle, Schuhversorgung, Gehschule
6 Mon. p. o.:	Verlaufskontrolle

Hallux valgus

ICD-10 M20.1/Q66.8

Operation nach Keller-Brandes

Ambulant

postoperativ:	Extension im Gipsschuh oder in Extensionsorthese, Mobilisation an UAG, Kreislauftraining
1 Tag p. o.:	Verbandswechsel, Redon-Drainagenentfernung, Kontrolle der Extension (tägl., auch durch Patient durchführbar)
12 Tage p. o.:	Verbandswechsel, Fädenentfernung
3–4 Wo. p. o.:	nach Abschwellung Einlagenanpassung

Operation nach Austin

Ambulant

postoperativ:	Verbandschuh, Mobilisation an UAG, Röntgenkontrolle
1 Tag p. o.:	Verbandswechsel, Redon-Drainagenentfernung
12 Tage p. o.:	Verbandswechsel, Fädenentfernung
3–4 Wo. p. o.:	nach Abschwellung Einlagenanpassung

Scarf-Osteotomie

Ambulant

postoperativ:	Mobilisation unter Vermeidung von Abrollbewegungen im Verbandschuh mit starrer Sohle, Röntgenkontrolle
1 Tag p. o.:	Verbandswechsel, Redon-Drainagenentfernung,
12 Tage p. o.:	Verbandswechsel, Fädenentfernung
6 Wo. p. o.:	Röntgenkontrolle, nach Abschwellung und Belastungsfreigabe Einlagenanpassung

Lapidus-Arthrodese
Ambulant

postoperativ:	Mobilisation unter Vermeidung von Abrollbewegungen im Verbandschuh mit starrer Sohle, Röntgenkontrolle
1 Tag p. o.:	Verbandswechsel, Redon-Drainagenentfernung,
12 Tage p. o.:	Verbandswechsel, Fädenentfernung
6 Wo. p. o.:	Röntgenkontrolle, nach Abschwellung und Belastungsfreigabe Einlagenanpassung

Rheumavorfuß mit Hallux valgus und kontrakter Luxation der Zehengrundgelenke

ICD-10 M79.07

Operation nach Hoffmann-Tillmann (Brandes DI, Köpfchenresektion DII–evtl.V)

Stationär

postoperativ:	Verbandschuh mit starrer Sohle
1 Tag p. o.:	Mobilisation mit Teilbelastung und Schuh an UAG
2 Tage p. o.:	Verbandswechsel, Redon-Drainagenentfernung, Wundkontrolle

Ambulant

12 Tage p. o.:	Wundkontrolle, Fädenentfernung, Entfernung der Kirschner-Drähte
4 Wo. p. o.:	nach Abschwellung Einlagenanpassung, zunehmende Belastung
6 Wo. p. o.:	volle Belastung mit Einlagen, Röntgenkontrolle
8 Wo. p. o.:	Verlaufskontrolle

Hallux flexus

ICD-10 M20.2

Operation nach Dickson-Diveley

Stationär

postoperativ:	Unterschenkelgipsschale
2 Tage p.o.:	Verbandswechsel, Wundkontrolle, Redon-Drainagenentfernung, Röntgenkontrolle

Ambulant

12 Tage p.o.:	Verbandswechsel, Fädenentfernung
4 Wo. p.o.:	Entfernung der Kirschner-Drähte, Abnahme Gipsschale, Einlagenabdruck; Beginn Teilbelastung über Rückfuß
6 Wo. p.o.:	Vollbelastung
8 Wo. p.o.:	Verlaufskontrolle, Röntgenkontrolle

Krallenzehe mit kontrakter Hyperextension im Zehengrundgelenk

ICD-10 M20.5/Q66.8

Operation nach Weil (ggf. mit Strecksehnenverlängerung)

Ambulant

postoperativ:	Verbandschuh, Kreislauftraining, Mobilisation, Röntgenkontrolle
1 Tag p. o.:	Verbandswechsel, Redon-Drainagenentfernung, Wundkontrolle
12 Tage p. o.:	Wundkontrolle, Fädenentfernung, Einlagenanpassung
8 Wo. p. o.:	Röntgenkontrolle

Hammerzehe, Krallenzehe

ICD-10 M20.4/Q66.8

Operation nach Hohmann mit Kirschner-Draht oder Zügelverband

Ambulant

postoperativ:	Hochlagerung, ggf. Kontrolle des Zügelverbandes, Röntgenkontrolle, Kreislauftraining, Verbandschuh, Mobilisation
2 Tage p. o.:	Verbandswechsel
12 Tage p. o.:	Entfernung Kirschner-Drähte
14 Tage p. o.:	Fädenentfernung, Einlagenanpassung
6 Wo. p. o.:	Verlaufskontrolle

Hüftdysplasie bei Kindern

ICD-10 Q65.8

DVO und Salter-Osteotomie, Kirschner-Draht- bzw. Plattenfixation

Stationär

postoperativ:	BBF-Gips für 3 Wochen
2 Tage p. o.:	Gips fenstern, Wundkontrolle, Redon-Drainagenentfernung, Entlassung mit Gips möglich

Ambulant

14 Tage p. o.:	Wundkontrolle, Fädenentfernung
3 Wo. p. o.:	Röntgenkontrolle, Gipsabnahme, aktive und passive Bewegungsübungen, Mobilisation mit 5 kp Teilbelastung
4 Wo. p. o.:	Mobilisation mit 30 kp Teilbelastung
6 Wo. p. o.:	Röntgenkontrolle, ggf. Entfernung Kirschner-Drähte, stufenweise Steigerung bis zur Vollbelastung

Kindliche Hüftgelenksluxation

ICD-10 Q65.0

Offene Reposition nach Overheadextension

Stationär

postoperativ: langer Weinstein-Gipsverband in Narkose (Arthrographie), (90° Flexion, 30° Abd., leichte Innenrotation, bzw. in stabiler Retentionsstellung)

2 Tage p.o.: Gipsfensterung, Verbandswechsel, Redon-Drainagenentfernung

Ambulant

14 Tage p.o.: Gipswechsel in Narkose (Arthrographie), Fädenentfernung, Hüftmobilisierung, klinische Kontrolle auf Stabilität

4 Wo. p.o.: Gipswechsel in Narkose (Arthrographie), Hüftmobilisierung, klinische Kontrolle auf Stabilität

6 Wo. p.o.: Gipswechsel in Narkose (Arthrographie), Hüftmobilisierung, klinische Kontrolle auf Stabilität

8 Wo. p.o.: Wechsel auf kurzen Gips (Dörr-Trichtergips), Hüftmobilisierung, klinische Kontrolle auf Stabilität

10 Wo. p.o.: Gipswechsel in Narkose (Arthrographie), Hüftmobilisierung, klinische Kontrolle auf Stabilität

12 Wo. p.o.: Gipsabnahme, Hüftmobilisierung, klinische Kontrolle auf Stabilität, Pavlik-Bandage bis zum Beginn des Laufens, Röntgenkontrolle um das erste und dritte Lebensjahr

Hüftdysplasie beim Kind (bis 4 Jahre)

ICD-10 Q65.8

Umstellungsoperation mit Winkelplattenosteosynthese

Stationär
postoperativ:
2 Tage p. o.: Wundkontrolle, Redon-Drainagenentfernung
7 Tage p. o.: Wundkontrolle, Röntgenkontrolle

Ambulant
14 Tage p. o.: Wundkontrolle, Fädenentfernung
4 Wo. p. o.: Röntgenkontrolle, Beginn mit physiotherapeutischer Übungsbehandlung, Mobilisation an UAG mit stufenweiser Steigerung zur Vollbelastung

Morbus Perthes bei Kindern

ICD-10   M91.1

Varisierende intertrochantäre Umstellungsoperation

Stationär

postoperativ:	Bettruhe
2 Tage p. o.:	Verbandswechsel, Redon-Drainagenentfernung
7 Tage p. o.:	Röntgenkontrolle a.-p., Teilbelastung 5 kp
14 Tage p. o.:	Wundkontrolle, Fädenentfernung

Ambulant

6 Wo. p. o.:	Röntgenkontrolle, Teilbelastung 30 kp
12 Wo. p. o.:	Röntgenkontrolle, Vollbelastung
1 Jahr p. o.:	Röntgenkontrolle, Metallentfernung

Femurschaftfraktur bei Kindern bis 2. Lebensjahr

ICD-10   S72.3

Konservativ

Stationär

Reposition (ggf. in Narkose), BBF-Gips, Röntgenkontrolle im Gips

Ambulant

7 Tage n. B.:	Röntgenkontrolle im Gips
3 Wo. n. B.:	Röntgenkontrolle im Gips, ggf. Gipswechsel, bei sichtbarem Kallus, Gipsabnahme

Femurschaftfraktur bei gehfähigen Kindern

ICD-10   S72.3

Osteosynthese (z. B. Pevotnagel)

Stationär
2 Tage p. o.:   Wundkontrolle, Redon-Drainagenentfernung, Röntgenkontrolle, Mobilisation

Ambulant
12 Tage p. o.:   Fädenentfernung
3 Mon. p. o.:   Metallentfernung, weitere Kontrolle

Femurfehlstellung beim Kind

ICD-10 M84.05

Suprakondyläre Umstellung (Kirschner-Drahtfixation)

Stationär

postoperativ:	Oberschenkelliegegips, Bettruhe
2 Tage p. o.:	Gips fenstern, Wundkontrolle, Redon-Drainagenentfernung, Röntgenkontrolle
14 Tage p. o.:	Gipswechsel, Wundkontrolle, Fädenentfernung, Entlassung

Ambulant

6 Wo. p. o.:	Gips schalen, Röntgenkontrolle, Kirschner-Drahtentfernung, Bewegung aus der Schale
7 Wo. p. o.:	Teilbelastung 15 kp, Röntgenkontrolle, Gipslagerungsschale
12 Wo. p. o.:	Röntgenkontrolle, Entfernung der Gipsschale
6 Mon. p. o.:	Röntgenkontrolle
12 Mon. p. o.:	Verlaufskontrolle

Spitzfuß, Klumpfuß (Säuglinge und Kleinkinder)

ICD-10 Q66.0

Achillessehnenverlängerung, dorsomediale Fußrandentflechtung

Stationär

postoperativ:	redressierender geschalter Oberschenkelliegegips, Kontrolle der Durchblutung, Motorik und Sensibilität
1 Tag p. o.:	Hochlagerung, Kühlung, Redon-Drainagenentfernung, Gipsverschluss vor Entlassung

Ambulant

14 Tage p. o.:	Gipswechsel in Narkose, Wundkontrolle, Fädenentfernung, Neuanlage eines redressierenden Oberschenkelliegegipses
4 Wo. p. o.:	Gipswechsel in Narkose, Neuanlage eines redressierenden Oberschenkelliegegipses
6 Wo. p. o.:	Gipsentfernung, Anpassung von Nachtlagerungsschienen (Oberschenkelgipse in der Zeit der Fertigstellung), physiotherapeutische Übungsbehandlung auf neurophysiologischer Basis im Anschluss
6 Mon. p. o.:	Verlaufskontrolle

Untere Extremitäten

Knick-Plattfuß (Kleinkindes-/Kindesalter)

ICD-10   M21.67/Q66.6

Operation nach Schede-Niederecker

Stationär
postoperativ: Oberschenkelliegegips
2–4 Tage p. o.: Gips- und Verbandswechsel, Röntgenkontrolle

Ambulant
14 Tage p. o.: Gips- und Verbandswechsel, Fädenentfernung
6 Wo. p. o.: Gipswechsel, evtl. Abgussnahme für Innenschuh, Unterschenkelgipsverband Schuherhöhung Gegenseite
12 Wo. p. o.: Gipsabnahme, Schuhauslieferung
6 Mon. p. o.: Verlaufskontrolle

Extraartikuläre Arthrodese am unteren Sprunggelenk nach Grice und Green

Stationär
postoperativ: Oberschenkelliegegips
2–4 Tage p. o.: Gips- und Verbandswechsel, evtl. in Narkose, Oberschenkelliegegips, Röntgenkontrolle

Ambulant
14 Tage p. o.: Verbandswechsel, Fädenentfernung
6 Wo. p. o.: Gipswechsel, Röntgenkontrolle Sprunggelenk und Schienbeinkopf (Spanentnahme), evtl. Abguss für Innenschuhe, Unterschenkelgehgips, Schuherhöhung Gegenseite
12 Wo. p. o.: Gipsabnahme, Röntgenkontrolle, Schuhauslieferung, physiotherapeutische Übungsbehandlung zur Muskelkräftigung
6 Mon. p. o.: Verlaufskontrolle

Sachverzeichnis

A
Abduktionskissen 28
Abduktionsschiene 29
Azetabulumfraktur 71
Achillessehnenruptur 126
Achillessehnenverlängerung 140
Akrylwattepolsterverband 65
Adduktorentenotomie 90
Akromioplastik, arthroskopische 28
Arthritis
– rheumatische 49, 63
– rheumatoide 48, 107
Arthrodese
– extraartikuläre nach Grace und Green, unteres Sprunggelenk 141
– Fingergelenk 57
– Handgelenk 50
– Kniegelenk 108
– nach Max Lange 74
– Schultergelenk 27
– Sprunggelenk, oberes 126
– subtalare 128
Arthrolyse, Ellenbogengelenk 35
Arthrose
– Fingergelenk 57
– Handgelenk 49
– Sprunggelenk, oberes 125
Arthroskopie, Gonarthrose 105
Arthrotomie, Ellenbogengelenk 34
Atemgymnastik 5
Aufrichtungsosteotomie 47
Außenknöchelfraktur Typ Weber A-C 122ff
Außenmeniskusriss, basisständiger 94
Ausziehdraht 56
Avaskular-Necrosis-Intervention-Rod (AVN Rod) 79

B
Baker-Zyste 112
Bandapparat, ulnarer, Daumengrundgelenk 55
Bandscheibenvorfall 12
Becken-Bein-Fuß-Gipsverband (BBF-Gips) 68
– Adduktionskontraktur 91
– Femurschaftfraktur 138
– Hüftdysplasie 68, 136

– ICP-Hüftbeugekontraktur 92
– Koxarthrose 74
Beckenkammspan 11, 102
Beugesehnenplastik 61
Beugesehnenverletzung 59f
Bewegungsschiene, motorgetriebene (CPM-Schiene)
– Chondromalacia patellae 101
– Knorpelschaden Kniegelenk 111f
– Meniskusriss 94
– Osteochondrosis dissecans 109
– Patella 99
– Rotatorenmanschettenruptur 29
– Schultergelenksteife 23
– Synovialitis, Kniegelenk 114
Bizepssehne
– distale, Ruptur 33
– lange, Ruptur 32
– Umsetzen 43
Briefträgerkissen 4
Bursitis, chronische 28

C
Cage 11
Caspar-Platte 11
CD-Spondylodese 8
Cerclage mit PDS-Kordel 21
Chondromalacia patellae Grad II-III 100
Chondrozytentransplantation, autologe 111
Corpus liberum, Ellenbogengelenk 34
CPM-Schiene s. Bewegungsschiene, motorgetriebene
Cubitus valgus/varus 37

D
Daumengrundgelenk, ulnarer Bandapparat 56
Derotationsspondylodese, ventrale, nach Zielke 7
Derotations-Variations-Osteotomie (DVO) 68
Desault-Verband 4, 26
Diademgipsverband 17
Diadem-Rumpf-Arm-Gips 3
Diskektomie, ventrale 9
Diskusprolaps 10
Don-Joy-Orthese 95f

Double-Bundle 94
Drehosteotomie, supramalleoläre 119
Druckarthrodese mittels Fixateur externe 126
Dupuytren-Kontraktur 61

E
Ellenbogengelenk
– Corpus liberum 34
– Kontraktur 35
Endoprothese, anatomisch geformte 73
End-zu-End-Naht 127
Epicondylitis, humeri, Operation nach Wilhelm/Hohmann 38
Epicondylitis humeri ulnaris, Abriss 65
Epiphyseolis capitis femoris 80f
Erb-Plexuslähmung 43
Ethipins 109

F
Fasziektomie 62
Femurfehlstellung, Kind 140
Femurfraktur, proximale 75
Femurnagel, proximaler (PFN) 84
Femurschaftfraktur 88, 138
Fibulaosteotomie 122
Finger, schnellender 62
Fingergelenksarthrodesen 57
Fingergelenksarthrose 56
Fingerstrecksehne, Ruptur 57
Fixateur
– externe
– – Heidelberger 87
– – Mehrfragmentoberschenkelfraktur 90
– – Oberarmschaftfraktur, diaphysäre 30
– – Pangonarthrose 108
– – Tibiakopfumstellung 118
– – Unterschenkelfraktur 117
– interne
– – Spondylolisthese 14
– – Wirbelfrakturen 12
Fragmententfernung, arthroskopische 110
Fragmentrefixation, arthroskopische 109
Fußrandenflechtung, dorsomediale 140

G

Gammanagel 83f
Gilchrist-Verband 25f
- Klavikulafraktur 20
- Oberarmfraktur, distale 31
- Oberarmkopffraktur 25
- Olekranonfraktur 36
- Omarthrose 26
- Radiusköpfchenfraktur 41
- Ruptur der langen Bizepssehne 32
- Schultereckgelenkssprengung 22
- Sternoklavikulargelenk, Luxation 21

Gipshose 74, 86
Girdlestone-Operation 78
Großfragmentschrauben 82
Gonarthritis 114
Gonarthrose 104f
Griffelschachtelplastik 127

H

Hallux
- flexus, Operation nach Dickson-Diveley 131
- valgus, Operation
- – – nach Austin 128
- – – nach Keller-Brandes 129

Haloextension 6
Halofixation 9
Halsrippe, Plexusirritation 2
Halsrippenresektion 2
Halswirbelsäule, instabile Fraktur 11
Hämatomentlastung 80
Hämatopneumothorax 5
Hammerzehe, Operation nach Hohmann mit Kirschner-Draht 133
Handgelenk
- rheumatische Arthritis 50
- Synovialektomie 49
Handgelenksarthrodese 50
Handgelenksarthrose, Denervation nach Wilhelm 47
Handwurzelarthrodese 50
Heidelberger Fixateur 87
Hemischlitten 106
Herbert-Schraube, Kahnbeinfraktur 55
Hüftdysplasie 68, 75, 134, 136
Hüfte
- dezentrierte 18
- schnellende 86
- synovialitischer Reizzustand 69

Hüftendoprothese 73
Hüftgelenkluxation, kindliche 135
Hüftgelenksverrenkung, traumatische 70
- – mit Azetabulumfraktur 71
Hüftkopfnekrose 73, 79
Hüftschraube, dynamische (DHS) 83

I

ICP-Hüftbeugekontraktur 91
ICP-Adduktionskontraktur 90
Ilisarov-Sandale 120
Imhäuser-Operation, Epiphyseolis capitis femoris lenta 80
Impingementsyndrom Neer II-III 28f
Innenbandnaht 96
Innenmeniskusriss, basisständiger 93
Interpositionsarthroplastik 54

K

Kahnbeinfraktur 54
Kahnbeinpseudarthrose, Operation nach Matti-Russe 51
Kalkextirpation 28
Karpaltunnelsyndrom 51
Keeler-Schiene 122
Kirschner-Draht-Fixation
- Cubitus valgus/varus 37
- Epiphyseolis capitis femoris acuta 80
- Femurfehlstellung 139
- Hüftdysplasie 68
- Knick-Senkfuß 127
- Madelung-Deformität 47
- Schultereckgelenkstabilisation 22
- Unterschenkeldrehfehlstellung 119
Kirschner-Draht-Spickung, Überstreckung in Oberst-Anästhesie 59
Klavikulafraktur 20
Klumpfuß 128, 140
Klumpke-Plexuslähmung 43
Knick-Plattfuß, Operation nach Schede-Niederecker 142

Knick-Senkfuß 128
Knie, rheumatoide Arthritis 108
Kniebeugesehnenverkürzung 97
Kniebeugesehnenverlängerung 98
Kniegelenk, Knorpelschaden 110f
- – – rezidivierende Synovialitis 114
Kniegelenksarthrodese 108
Knie-TEP 107f
Knorpelschaden, Kniegelenk 110f
Knorpelshaving 101
Kompartmentsyndrom 117
Kopfnekroseanbohrung 79
Korrekturosteotomie 47
Koxarthrose 72ff
Koxitis, spezifische und unspezifische 74
Krallenzehe
- mit kontrakter Hyperextension im Zehengrundgelenk 132
- Operation nach Hohmann mit Kirschner-Draht 134
- – nach Weil 133
Kreuzband, vorderes, Ruptur 94
Kreuzbandersatz 95f
Kreuzbandverletzung 96
Kunststoffkorsett 14
Kyphoplastie, perkutane 16
Kyphose, lumbale, Myelomeningozele 9

L

Lapidus-Arthrodese 129
Laschenextension 78
Lavage, Gonarthrose 105
Ligamentum carpi transversum volare, Spaltung 51
Lorenzgips 17
Louis-Platte 14
Lumbotrain 13, 15
Lunatummalazie, Operation nach Beck 52

M

Madelung-Deformität 46
Marknagelung 88, 122
Mecronschiene 94, 97, 100
- Baker-Zyste 113
- Patellafraktur 103

Sachverzeichnis

- Patellatrümmerfraktur 104
- Retropatellararthrose 102, 104
- Medianusirritation, distale 50
- Mehrfragmentoberschenkelfraktur 89
- Membrana interossea, Spaltung 43
- Meniskektomie 96
- Meniskusläsion 92
- Meniskusnaht, arthroskopische 94
- Meniskusresektion, arthroskopische 93
- Meniskusverletzung 96
- Mikrofrakturierung, Chondromalacia patellae 101
- Morbus Perthes 137
- Musculus sternocleidomastoideus, Tenotomie 17
- Myelomeningozele 9f

N
- Narkosemobilisation, Schultergelenksteife 23
- Neer-Akromioplastik 29
- Nervus ulnaris 39
- Nukleotomie 13
- Neurolyse, Karpaltunnelsyndrom 51

O
- OATS-Plastik, arthroskopische 95
- Oberarmfraktur, distale 31
- Oberarmkopffraktur 25
- Oberarm-Navikulare-Gips 51f
- Oberarmschaftfraktur, diaphysäre 30
- Oberflächenendoprothese 72
- Oberschenkelamputation, Terminal osseous overgrowth 121
- Oberschenkelfraktur 83f
- Oberschenkelverkürzung und -verlängerung 87
- Olekranonfraktur 36
- Omarthrose 26
- Operation nach
- Austin 129
- Beck 53
- Dickson-Diveley 131
- Elmslie-Trillat 100
- Flatow 24
- Hohmann mit Kirschner-Draht 134
- – nach Weil 133
- Ludloff 18
- Keller-Brandes 129
- Maquet-Bandi 102
- Matti-Russe 52
- Schede-Niederecker 141
- Wilhelm/Hohmann 38
- Zancolli 43
- Orthofix 87
- Os
- multangulum major, Entfernung 54
- pisiforme, Verlagerung 53
- Osteochondrosis dissecans 108f
- Osteosynthese
- Epicondylus humeri ulnaris, Abriss 40
- intramedulläre 88
- – Klavikulafraktur 20
- – Oberschenkelfraktur 84
- mit Spongiosaplastik, Unterschenkelpseudarthrose 122
- Unterschenkelfraktur 117
- Osteotomie, korrigierende suprakondyläre 37

P
- Pangonarthrose 106f
- Patellafraktur 102
- Patellalateralisation 98
- Patellaluxation 98
- rezidivierende habituelle, Operation nach Elmslie-Trillat 99
- Patellasubluxation 99
- Patellatrümmerfraktur 103
- Patellektomie 104
- PDS-Kordel 21
- Pfannenfragment-Osteosynthese 71
- Plattenfixation, Hüftdysplasie 69
- Plattenosteosynthese
- Außenknöchelfraktur 125
- und beweglicher Fixateur externe, distale Oberarmfraktur 31
- Femurschaftfraktur 88f
- Klavikulafraktur 21
- Oberarmschaftfraktur, diaphysäre 30
- Oberarmfraktur, distale 31
- – Radiusfraktur 46
- Oberarmkopffraktur 25
- Olekranonfraktur 36
- Radiuspseudarthrose 45
- stabile, Arthrose des Handgelenks 50
- Tibiakopffraktur 116
- Trümmerfraktur 20
- Ulnapseudarthrose 45
- Unterarmschaftfraktur 44
- Unterschenkelfraktur 117
- Unterschenkelpseudarthrose 122
- Plexus brachialis 3
- Plexusparese 27
- Postnukleotomiesyndrom 14
- Pridie-Bohrung 101

Q
- Quadrizepssehnenruptur 96

R
- Radiusbasisfraktur, in Fehlstellung verheilte 47
- Radiusfraktur, distale 45
- Radiusköpfchenfraktur 40
- Radiusköpfchentrümmerfraktur 41
- Radiuspseudarthrose 45
- Redressionsschiene, dynamische 64
- Release, arthroskopisches laterales 99
- Repositionshindernis bei dezentrierter Hüfte, Operation nach Ludloff 17
- Retropatellararthrose 101, 103
- Operation nach Maquet-Bandi 102
- Rheumavorfuß mit Hallux valgus, Luxation der Zehengrundgelenke 130
- Rhizarthrose 53
- Ringband, Resektion 63
- Rotatorenmanschettenruptur 29
- Rumpf-Arm-Gips 3

S
- Salter-Osteotomie 68
- Scarf-Osteotomie 129
- Schanz-Krawatte 11
- Schanz-Watteverband 2, 17
- Schenkelhalsfraktur, mediale 82
- Schiefhals, muskulärer 16

Schienung, intramedulläre mit Verriegelungsnagel 30
Schlüssellochplastik, Ruptur der langen Bizepssehne 32
Schraubenosteosynthese
- Oberarmfraktur, distale 31
- Patellafraktur 103
- Radiusköpfchenfraktur 41
- Weber-C-Fraktur 125
Schulterblatthochstand, angeborener 4
Schulterblattverlagerung nach Woodward 4
Schultereckgelenk, Stabilisation 22
Schultergelenksteife 23
Schulterluxation, habituelle 24
- - Bankart-Operation 24
- - Operation nach Flatow 24
Schulter-TEP 26
Schwellstrombehandlung 94, 99
Sehnennaht
- Fingerstrecksehne 58
- primäre 60
Seitbandreinsertion 56
Single-Bundle 95
Skalenotomie 2
Skalenussyndrom 2
Skapula, temporäre Fixation gegen Brustwirbeldornfortsatz 4
Skidaumen 56
Skoliose 6, 8
Spinamuskelablösung (Göb) 92
Spine-fix 8
Spitzfuß, Kinder 141
Spondylodese
- dorsale, Vorbereitung 9
- dorsolaterale 12
- - mit Fixateur interne 14
- Dynesis-Verfahren 15
- ventrale, mit Beckenkammspan 11
Spondylolisthese 13
Spongiosaanlagerung 45
Spongiosaauffüllung, Wirbelfrakturen 12
Spongiosaplastik, Hüftkopfnekrose 79
Sprunggelenk
- oberes, Arthrose 126

- unteres, extraartikuläre Arthrodese nach Grace und Green 141
Sternoklavikulargelenk, Luxation 21
Strecksehnenabriss, veralteter 58
Strecksehnenverlängerung, Krallenzehe 133
Stumpfkappenplastik nach Marquardt 121
Supinationskontraktur, Operation nach Zancolli 42
Swanson-Fingerprothesen 64
Syndaktylie 64
Synovektomie, arthroskopische 69, 114f
Synovialektomie, Handgelenk 49
Synovialitis 48, 113

T
T-Arthrodese 128
Tendinosis calcarea, Bursitis 28
Tenosynovialektomie 49
Tenotomie, Musculus sternocleidomastoideus 17
TEP-Lockerung 76ff
TEP-Wechsel 76f
Terminal osseous overgrowth nach Amputation 120
Thorax-Arm-Abduktionsgips, Plexusparese 27
Thorax-Arm-Abduktionsschiene 24
Tibiakopffraktur 115
Tibiakopfumstellung, Fixateur externe 118
Titancage 12
Traktopexie 86
Traktusverlängerung 86
Trichterbrust 5
Tripleosteotomie nach Tönnis 68
Trochanterhochstand 85
Trochanterversetzung 85
Tuberculi radii, Fixation der distalen Bizepssehne 33

U
Ulnapseudarthrose 45
Umstellung, suprakondyläre, Femurfehlstellung 139

Umstellungsoperation
- varisierende intertrochantäre, Morbus Perthes 137
- mit Winkelplattenosteosynthese 136
Unhappy Triad, frische 95
Unterarm, Supinationskontraktur 43
Unterarm-Navikulare-Gips 53, 54
Unterarmschaftfraktur 43
Unterschenkel
- Achsenfehlstellung 117
- Amputation, Terminal osseous overgrowth 121
- Drehfehlstellung 118
- Fraktur 116
- L-Gipsschiene 125
- Pseudarthrose 121
- Verkürzung 119
- Verlängerung mit Ilisarov-System 120

V
Verbandschuh mit starrer Sohle 129ff
Verkürzungsosteotomie, Lunatummalazie 53

W
Weber-C-Fraktur 125
Weinstein-Gipsverband 135
Wiberg-Osteotomie, Epiphyseolis capitis femoris lenta 81
Winkelplattenosteosynthese 75, 136
Wirbelfrakturen BWS/LWS 11
Wirbelkörpersinterungsfraktur, osteoporotische 15

Z
Zehengrundgelenke, kontrakte Luxation 131
Zügelverband 134
Zuggurtung, Fingergelenksarthrose 57
Zuggurtungsosteosynthese 63, 103, 125
Zwipp-Arthrodese 126